I0707080

FÍGADO: DETOX, GORDURA NO FÍGADO & DOENÇAS CRÔNICAS

DIETA & REMÉDIOS NATURAIS PARA O FÍGADO, SÍNDROME DO INTESTINO PERMEÁVEL, PERDA DE PESO, SAÚDE MENTAL, HORMÔNIOS, CÂNCER & CUIDADOS COM A PELE.

© Copyright 2020 por Dr. Ameet Aggarwal ND – Todos os direitos reservados.

Este documento procura fornecer informações exatas e confiáveis em relação ao tópico e questão abordados. A publicação é vendida com a ideia de que o editor não tem obrigação de prestar serviços oficialmente permitidos ou qualificados. Se for necessário aconselhamento jurídico ou profissional um indivíduo praticado na profissão deve ser solicitado.

A partir de uma Declaração de Princípios, igualmente aceita e aprovada por um Comitê da American Bar Association e um Comitê de Editores e Associações. De maneira alguma é legal reproduzir, duplicar ou transmitir qualquer parte deste documento em meios eletrônicos ou em formato impresso. A gravação desta publicação é estritamente proibida e qualquer armazenamento deste documento não é permitido, a menos que seja com permissão por escrito do editor. Todos os direitos reservados.

As informações contidas neste livro e nos sites associados são para fins informativos e não constituem aconselhamento médico. Consulte um profissional de saúde qualificado para quaisquer problemas de saúde. As informações fornecidas aqui são declaradas verdadeiras e consistentes, pois qualquer responsabilidade, em termos de desatenção ou de outra forma, por qualquer uso ou abuso de quaisquer políticas, processos ou instruções contidas é de responsabilidade exclusiva e solitária do leitor destinatário. Sob nenhuma circunstância qualquer responsabilidade ou culpa legal será mantida contra o editor por qualquer reparação, dano, ou perda monetária devido às informações aqui contidas, direta ou indiretamente.

Os respectivos autores possuem todos os direitos autorais não detidos pelo editor.

As informações aqui contidas são oferecidas apenas para fins informativos e neste sentido são universais. A apresentação das informações é sem contrato ou qualquer tipo de garantia.

As marcas comerciais usadas são sem consentimento e a publicação da marca comercial é sem permissão ou apoio do proprietário da marca comercial. Todas as marcas registradas citadas neste livro são apenas para fins de esclarecimento e pertencem aos próprios proprietários, não estando afiliadas a este documento.

CUPOM GRÁTIS
& VÍDEOS

PARA ACOMPANHAR A LEITURA DESTE LIVRO, POR FAVOR, ASSISTA ALGUNS VÍDEOS GRATUITOS EM MEU SITE QUE TE GUIARÃO NA SUA JORNADA DE CURA E SAÚDE

POR FAVOR, ACEITE UM CUPOM DE DESCONTO NO MEU CURSO ONLINE
COMO AGRADECIMENTO POR ADQUIRIR MEU LIVRO

MEU CURSO ONLINE OFERECE INFORMAÇÕES ATUALIZADAS, INCLUINDO:

OS PROTOCOLOS EXATOS QUE USEI PARA A MAIORIA DOS MEUS PACIENTES COM PROBLEMAS EMOCIONAIS E DE SAÚDE

COMO PERDER PESO FACILMENTE, CURANDO EMOÇÕES, INFLAMAÇÃO E FADIGA ADRENAL

REMÉDIOS HOMEOPÁTICOS PARA LUTO, PERDA, TRAUMA E BURNOUT

COMO USAR OS 5 SENTIDOS DA VISÃO, OLFATO, AUDIÇÃO, PALADAR E TATO PARA CURAR EMOÇÕES

COMO RECUPERAR A ENERGIA PERDIDA NAS EMOÇÕES, CONFLITOS E TRAUMAS

ENTREVISTAS COM ESPECIALISTAS COM NOVAS DICAS DE SAÚDE

ESTE CURSO É APROVADO POR ORGANIZAÇÕES PROFISSIONAIS PARA NATUROPATAS, NUTRÓLOGOS E NUTRICIONISTAS.

VISITE HEALTH.DRAMEET.COM/FREEGIFT PARA COMEÇAR

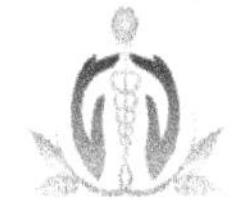

DR. AMEET AGGARWAL ND

AGRADECIMENTOS

Obrigado a Trudy Scott por me dar minha primeira entrevista em "O Fígado – Seu Órgão Mestre" – você abriu as portas para que eu pudesse alcançar o mundo. Obrigado, Pa, por seu amor incondicional, seu apoio é tudo pra mim. Obrigado a todos pelo seu amor e por ter um impacto positivo na minha vida — não podemos chegar lá sozinhos.

Bençãos e Amor, Obrigado!

CONTEÚDO

PREFÁCIO

Por Que é Tão Importante Curar o Seu Fígado?

Como médico naturopata e psicoterapeuta, também atuo com medicina funcional, terapia de constelações familiares e EMDR. Depois de tratar milhares de pacientes, notei que a maior parte dos problemas relacionados à nossa saúde física e mental melhora quando curamos ou melhoramos os principais pilares da sua saúde: intestino, fígado, glândulas suprarrenais, dieta pobre, estresse e trauma emocional. Um dos órgãos mais esquecidos é o fígado, que influencia todos os processos do corpo. Sempre que alguém entra em minha clínica com um quadro que não respondeu bem a tratamentos convencionais ou holísticos, sua condição geralmente melhora quando começamos a tratar o fígado.

Neste livro, falaremos sobre como o fígado está relacionado a quase todos os quadros de saúde física e emocional e quais são os melhores remédios naturais para tratar deste órgão. Compartilho todas as minhas ideias, na esperança de facilitar a recuperação de qualquer problema que você possa estar enfrentando. Também compartilho todo o meu conhecimento em fitoterapia, nutrição, homeopatia, medicina naturopática e liberação emocional, para te fornecer a abordagem mais completa na cura deste órgão tão importante. Meu primeiro livro desta série — *Cure Seu Corpo, Cure Sua Mente* — aborda o tratamento dos outros pilares da sua saúde — intestino, glândulas suprarrenais, emoções e trauma. O segundo livro desta série — *Receitas Naturais, Sem Glúten, Sem Laticínios e Sem Óleo* — fornece receitas simples para mantê-lo saudável, para que você não fique sobrecarregado com o mar de informações conflitantes e complexas que a busca por uma alimentação mais saudável têm sido, hoje em dia.

Recursos de Saúde

Como médico naturopata, descobri que o uso de suplementos e ervas de qualidade profissional faz uma grande diferença na sua saúde, mais do que o uso de suplementos aleatórios encontrados em lojas online e em certas farmácias, que podem acabar sendo um desperdício de dinheiro. A maioria dos suplementos de nível não profissional não contém uma dose terapêutica de bons ingredientes. Alguns até se orgulham de ter muitos ingredientes — mas a dose de cada ingrediente é muito menor do que o que normalmente precisamos.

Algumas dessas empresas comprometem a qualidade do processamento das ervas e nutrientes, e você acaba recebendo misturas de baixa qualidade com pouco ou nenhum valor terapêutico. Para obter os melhores suplementos, entre em contato com um profissional da saúde ou crie uma conta com um dos respeitáveis dispensários mundiais no meu site health.drameet.com/shop .

Vídeos Gratuitos

Meus vídeos gratuitos em health.drameet.com são uma introdução para o meu curso completo online, que foi aprovado por organizações naturopatas e nutricionistas profissionais. O programa do curso te fornece os protocolos exatos que utilizo com centenas de pacientes para perda de peso, problemas de saúde e bem-estar emocional.

Retiros de Saúde e Terapia Pessoal

Você será bem-vindo nos retiros de saúde e cura emocional que promovo em diferentes partes do mundo. Por favor, visite health.drameet.com/retreats para mais informações.

Se você ainda precisar de mais ajuda com sua saúde ou bem-estar emocional, sinta-se à vontade para reservar uma sessão online comigo ou com minha equipe em health.drameet.com/therapy.

Bem-vindo à uma Vida Melhor!

Seu Maravilhoso Fígado

" O amor é formado de uma só alma, habitando em dois corpos."

– Aristóteles

NA Medicina Tradicional Chinesa (MTC), o fígado é considerado um órgão mestre. Outras culturas o chamam de "o berço da sua vida" ou "o berço da sua alma". O fígado é um dos órgãos mais importantes que você possui e desempenha um papel fundamental em quase todos os processos do organismo, incluindo:

- Desintoxicação de resíduos criados pelos processos orgânicos internos das células, além de processamento e desintoxicação de produtos químicos externos, pesticidas, álcool, drogas e poluentes do meio ambiente.

- Digestão de alimentos e ativação de enzimas digestivas, com a liberação de bile no intestino.

- Ativação das células imunológicas.

- Metabolização e remoção do excesso de colesterol.

- Produção e metabolização de hormônios como testosterona, estrogênio e progesterona.

- Armazenamento de vitaminas B, vitaminas lipossolúveis (vitaminas A, D, E, K) e ferro.

- Produção de proteínas e fatores de coagulação.

- Armazenamento e regulação de níveis de glicose e glicogênio (uma forma de armazenamento de glicose no seu corpo).

Diante de todas essas funções, por que não estamos dando mais ênfase ao tratamento do fígado em doenças crônicas, considerando a intrincada relação do fígado com a digestão, equilíbrio hormonal, produção de enzimas, controle do colesterol, armazenamento de açúcar/vitaminas/ferro, desintoxicação, enzimas e ativação das células imunológicas? Como podemos esperar que nossa saúde melhore quando um dos nossos órgãos superpoderosos, o fígado, "*O Órgão Mestre*", não recebe suporte adequado diariamente?

A medicina moderna mudou a maneira como as pessoas cuidam de si mesmas. Descobertas médicas, como transplantes de coração, antibióticos, transfusões de sangue e procedimentos cirúrgicos tornaram possível aos seres humanos ignorar a causa subjacente da doença e tratar apenas os sintomas. Infelizmente, essa prática leva a um agravamento do estado patológico subjacente do corpo, que nunca é tratado e, finalmente, alcança você mais tarde na vida como uma doença mais séria. Como você descobrirá neste livro, alterando sua dieta, curando seu intestino e seu fígado, você pode tratar a causa subjacente da doença e se apoiar menos em medicamentos excessivos e, às vezes, tóxicos.

Antes que comecemos a falar sobre todos os remédios que você pode usar para curar, apoiar e desintoxicar seu fígado, você precisa saber que quase todos os problemas de saúde podem ser atenuados cuidando adequadamente do fígado. Depois de ver as conexões importantes entre o fígado e os problemas de saúde física ou mental, você desfrutará de uma saúde melhor ao tratar do fígado também. Seu entendimento do papel do fígado em sua condição de saúde também te ajudará a reduzir medicamentos e suplementos excessivos que podem apenas suprimir os sintomas em vez de tratar a raiz do problema.

Este órgão incrível pode ser afetado por toxinas, dietas pouco saudáveis, excesso de açúcar, depósitos de gordura, infecções por vírus, parasitas e bactérias e inflamação excessiva. Esses ataques tornam seu fígado lento. Na Medicina Tradicional Chinesa, isso é conhecido como *Estagnação da Qi do Fígado*. Todos os processos importantes dos quais o fígado participa no organismo começam a sofrer, aumentando o risco de problemas de saúde mental e física, incluindo depressão, ansiedade, câncer, doenças cardíacas, problemas da tireoide e muito mais. Manter o fígado saudável é, portanto, fundamental para sua saúde, mesmo se você já estiver melhorando sua dieta, curando o intestino ou tomando probióticos e outros suplementos. (Para obter mais informações sobre o tratamento de inflamações e do intestino, consulte meus vídeos on-line em health.drameet.com e meu primeiro livro *"Cure Seu Corpo, Cure Sua Mente"* (CCCM) em health.drameet.com/books).

Sinais de Toxicidade e Desequilíbrio Hepático

Problemas de estagnação do fígado e vesícula biliar muitas vezes passam despercebidos até que o paciente se sinta mal. Os exames de sangue convencionais para enzimas hepáticas não capturam com precisão os estágios iniciais da estagnação do fígado, no entanto, eu ainda recomendo fazê-los de tempos em tempos.

Aqui estão alguns sinais de estagnação do fígado. Observe que esses sinais não são exclusivos da estagnação do fígado e podem ser causados por outros problemas subjacentes.

- Fadiga ou sensação de mal-estar.

- Indigestão, gases, inchaço, constipação, desarranjo intestinal. A constipação geralmente se deve à redução da lubrificação das fezes devido à falta de bile no intestino.

- Azia, baixa acidez estomacal, refluxo ácido, tosse constante não relacionada a uma infecção na garganta.

- Síndrome da tensão pré-menstrual (TPM) com sintomas como sensibilidade mamária, coágulos no fluxo menstrual, alterações de humor, cãibras, gases e inchaço. A TPM geralmente decorre de uma deficiência de progesterona e de seu fígado não estar processando estrogênio com eficácia.

- Menstruação irregular, fluxo menstrual intenso, cistos ovarianos, miomas uterinos

- Acne, psoríase ou problemas de pele.

- Dificuldade em digerir gorduras (intestino solto após refeições gordurosas, fezes que flutuam).

- Dor no lado direito do abdômen ou embaixo da omoplata direita, geralmente pior depois das refeições.

- Irritabilidade, impaciência, raiva, agressão, depressão, ansiedade e outros problemas emocionais sem causa específica.

- Gosto ruim na boca ou mau hálito.

- Esclera amarela ou descolorida (a parte geralmente branca dos seus olhos).

Desequilíbrio da Qi do Fígado

- Dor de Cabeça, Irritabilidade
- Raiva, Depressão, Ressentimento
- Suspiros, Nódulo na Garganta
- Aperto no Peito
- Dores e Inchaço nos Seios
- Estômago/ Dor Abdominal (talvez náusea, vômitos)
- Cólica Menstrual, Miomas, Cistos
- Constipação, Hemorróidas

Como você pode ver, a estagnação do fígado pode causar sintomas em todo o corpo, porque a maioria dos processos do organismo depende do fígado.

Toxicidade Diária

Toxinas estão por toda parte. Estão no ar que respiramos, na água que bebemos, em frutas e vegetais cultivados com pesticidas, em material de embalagem, garrafas plásticas de água e em papéis, brinquedos e móveis aos quais somos expostos diariamente. As mães transmitem essas toxinas para seus bebês, e os bebês nascidos hoje têm mais danos tóxicos do que os bebês das gerações anteriores.

Seu organismo também gera toxinas com a inflamação e com outros processos internos. Por exemplo, tendo uma dieta ruim; tendo *síndrome do intestino permeável* (discutido mais adiante neste livro); eliminando bactérias e parasitas pelo seu sistema imunológico; reciclagem de glóbulos vermelhos... Esta lista é interminável. As toxinas autogeradas também colocam mais tensão no fígado.

O **efeito acumulativo de toxinas diárias e inflamação** de diferentes fontes causa um forte impacto no fígado. Seu fígado e seu corpo ficam mais fracos com o tempo, mesmo que você não sinta nenhum sintoma. No fim das contas, no entanto, os sintomas da doença começarão a se manifestar, e os médicos frequentemente darão um diagnóstico que não necessariamente aborda a raiz subjacente da inflamação crônica e estagnação do fígado.

Se você estiver tomando remédios ou usando terapias holísticas sem considerar curar o fígado, reconsidere. É *vital que você dê suporte ao seu fígado* **diariamente** *com alimentos especiais, suplementos, ervas, remédios homeopáticos e outras terapias* que abordarei neste livro. A desintoxicação do fígado e a manutenção de um fígado saudável são um hábito diário que recomendo a todos os meus pacientes, porque você é exposto diariamente a toxinas e inflamações. Quanto menos toxinas você permitir que se acumulem, mais saudável você se tornará.

INTESTINO SAUDÁVEL E INFLAMAÇÃO CRÔNICA

"Eu sempre fui um buscador e ainda sou, mas parei de perguntar aos livros e às estrelas. Eu comecei a ouvir o ensinamento da minha própria Alma."

— Rumi

À medida que o fígado processa toxinas, colesterol, hormônios e outras substâncias, ele secreta as substâncias processadas como um líquido alcalino, conhecido como bile, na vesícula biliar. Quando há comida sendo digerida no estômago, o intestino delgado libera um hormônio chamado *colecistoquinina*, que faz a vesícula biliar liberar bile no intestino delgado. A bile contém sais e outras substâncias químicas que neutralizam o ácido do estômago e ajudam a digerir ainda mais os alimentos que descem do estômago.

O revestimento do intestino age como uma barreira para impedir que toxinas e alimentos não digeridos entrem em seu corpo. Este revestimento é mantido saudável através das bactérias benéficas (probióticos), de um fluxo biliar saudável e dos alimentos corretos. Com estagnação do fígado e baixo fluxo biliar, você terá digestão inadequada, mais constipação, menos probióticos saudáveis curando seu intestino, um aumento de bactérias e patógenos ruins em seu intestino e seu revestimento intestinal ficará mais fraco e permeável. O desequilíbrio de bactérias benéficas em seu intestino é comumente conhecido como *disbiose* e o enfraquecimento do revestimento é conhecido como **síndrome do intestino permeável.**

Quando você tem síndrome do intestino permeável, toxinas e partículas de alimentos não digeridas penetram em seu corpo e causam inflamação excessiva — a principal causa da maioria das doenças crônicas, incluindo asma, eczema, artrite e problemas de saúde mental. A inflamação crônica também inflama o fígado, piorando o círculo vicioso de estagnação do fígado e síndrome do intestino permeável. Meu curso online em health.drameet.com, e o primeiro livro desta série – *Cure Seu Corpo, Cure Sua Mente (health.drameet.com/books)*, entra em mais detalhes sobre como tratar a síndrome do intestino permeável e a inflamação crônica.

A bile se mistura às fezes no intestino e é eliminada pelo corpo junto com qualquer outro material não digerido. A bile é como um lubrificante e ajuda as fezes a serem eliminadas facilmente, evitando a constipação. Se o seu fígado não liberar bile suficiente, você estará mais propenso à constipação. De fato, a maioria dos casos de constipação é devida à insuficiência hepática e muitas pessoas cometem o erro de usar laxantes em vez de curar o fígado.

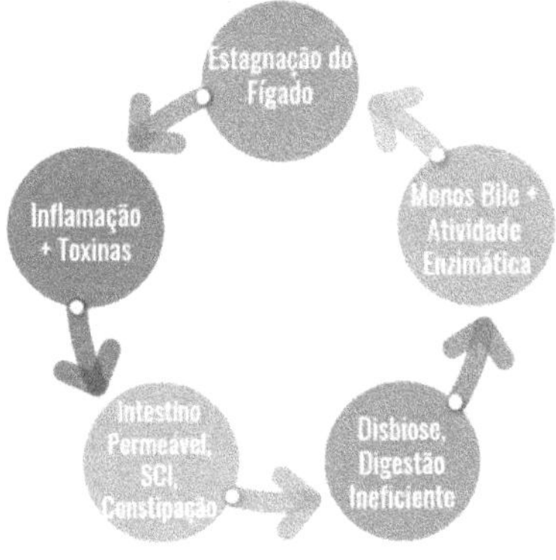

ESTEATOSE HEPÁTICA NÃO ALCOÓLICA (EHNA)

"Ser profundamente amado por alguém nos dá força; amar alguém profundamente nos dá coragem."

– Lao Tzu

Um problema cada vez mais comum é o que popularmente é chamado de *gordura no fígado, ou esteatose hepática (não alcóolica)*, uma condição pela qual, mesmo que você não beba álcool em excesso, acabe com um fígado danificado devido a depósitos excessivos de gordura e à inflamação do fígado. A EHNA geralmente decorre de dietas não saudáveis, resistência à insulina, obesidade, falta de exercício, inflamação excessiva e altos níveis de cortisol devido ao estresse prolongado. Quando a gordura excessiva se acumula, ela comprime as células do fígado e prejudica sua função ideal.

O acúmulo de gordura no fígado, em conjunto com a síndrome do intestino permeável, cria inflamação hepática. A inflamação excessiva mata as células saudáveis do fígado, cria cicatrizes no tecido hepático, resultando em perda de função dessas áreas e aumento do risco de câncer no órgão. Como seu fígado controla vários outros processos em seu corpo, a EHNA contribui para o surgimento de outras doenças, que se tornam mais difíceis de tratar, a menos que o fígado seja tratado concomitantemente.

Muitas pessoas têm EHNA não diagnosticada porque os estágios iniciais geralmente não apresentam sintomas e seus testes de laboratório para enzimas hepáticas podem estar dentro dos limites normais. À medida que progride, a EHNA pode causar indigestão, fadiga, dor abdominal, aumento do fígado e elevação das enzimas hepáticas. A EHNA é geralmente diagnosticada com ultrassonografia ou tomografia computadorizada, mas geralmente é detectada tardiamente, somente quando os sintomas começam a aparecer. Ao ler este livro, você aprenderá alguns dos melhores remédios para curar o fígado e tratar a EHNA.

GANHO DE PESO, FADIGA E DESNUTRIÇÃO

"A liberdade do amor próprio é um dos presentes mais preciosos que você pode oferecer a si mesmo."

— Dr. Ameet

A inflamação crônica causada pela estagnação do fígado e pela síndrome do intestino permeável faz com que as glândulas suprarrenais produzam um hormônio chamado cortisol. Níveis consistentemente elevados de cortisol fazem com que seu corpo retenha gordura e água — duas causas comuns de ganho de peso.

A demanda constante por cortisol esgota as glândulas suprarrenais e cria uma condição conhecida como *fadiga adrenal*. Com a fadiga adrenal, seu metabolismo e capacidade de queima de gordura diminuem, o que também leva ao ganho de peso. A fadiga adrenal também contribui para problemas da tireoide, desequilíbrios hormonais, ansiedade e depressão. Você pode ler mais sobre como curar a fadiga adrenal e a inflamação crônica no meu livro Cure Seu Corpo, Cure Sua Alma em health.drameet.com/books.

Algumas vitaminas, como a vitamina A, D, E, e K, são solúveis em gordura, o que significa que estão contidas nas moléculas de gordura presentes nos alimentos. Essas moléculas de gordura precisam ser quebradas (emulsificadas) em ácidos graxos para que seu corpo as absorva. A bile emulsifica moléculas de gordura para que seu corpo possa absorver essas vitaminas especiais. Com menos bile sendo produzida, ocorre menos digestão e ativação enzimática, o que significa que menos nutrientes são absorvidos pelo corpo. Isso dificulta a produção de hormônios, substâncias químicas cerebrais e outras substâncias importantes em seu corpo, levando a desequilíbrios hormonais, doenças crônicas e problemas de saúde mental.

Tais estados de deficiência nutricional geralmente causam uma sensação constante de fome e excessos, o que pode levar ao ganho de peso.

Seu fígado também armazena e libera vitaminas do complexo B de volta à circulação sanguínea. As vitaminas do complexo B ajudam a obter energia a partir dos alimentos. Com um fígado estagnado, você não armazenará ou liberará vitaminas do complexo B de maneira eficaz, e então você não conseguirá obter energia suficiente a partir dos alimentos. Seu corpo se cansará facilmente e naturalmente sentirá "fome" de mais energia. Isso também pode levar a excessos, incapacidade de se exercitar e ganho de peso.

O fígado armazena combustível energético — glicose — na forma de glicogênio e converte glicogênio novamente em glicose quando os níveis de glicose no sangue estão baixos. Baixa glicose no sangue fará você sentir fome. Com a estagnação do fígado, é mais difícil converter o glicogênio em glicose novamente, o que pode fazer com que sinta fome frequentemente e tenha dificuldades em seguir uma dieta saudável ou fazer uma refeição rápida, novamente levando ao ganho de peso.

Se você deseja perder peso, consulte os livros sobre receitas saudáveis e perda de peso saudável em health.drameet.com/books.

INFLAMAÇÃO, CÂNCER E DESEQUILÍBRIO HORMONAL

"Um dia você vai me perguntar o que é mais importante, minha vida ou a sua? Eu vou dizer, a minha, e você irá embora sem saber que você é minha vida..."

– Khalil Gibran

O nosso organismo tem um maravilhoso sistema de canais chamado sistema linfático. O sistema linfático leva resíduos tóxicos para longe das células para serem eliminados. Quando o corpo se torna cheio de toxicidade e inflamação pela estagnação do fígado, o sistema linfático é obstruído e muitas células permanecem cercadas de toxinas. A exposição crônica a toxinas interfere na função celular e pode causar mutações genéticas, danos ao DNA e câncer.

A toxicidade também impede quantidades adequadas de oxigênio de chegar às suas células. O ganhador do prêmio Nobel e bioquímico, Otto Warburg, descobriu que as células cancerígenas crescem mais em ambientes com baixo oxigênio (anaeróbico). Ao melhorar o fluxo linfático e a desintoxicação, você provavelmente aumentará a quantidade de oxigênio que suas células recebem, reduzindo assim a tendência ao câncer.

À medida que seu corpo se torna mais tóxico, ele se torna mais ácido. A acidez no seu sangue faz com que seus glóbulos vermelhos se agrupem — medicamente denominado *rouleaux eritrocitário*. Seus glóbulos vermelhos são responsáveis por fornecer oxigênio a todos os seus tecidos. Quando seus glóbulos vermelhos se aglutinam, uma área menor de sua superfície é exposta ao resto do corpo, o que significa que menos oxigênio é entregue às células, criando um ambiente anaeróbico que, como você viu anteriormente, pode contribuir para um risco aumentado de câncer. A falta de oxigênio também incita o corpo a aumentar a pressão arterial e tentar forçar mais oxigênio em direção às células. Isso pode levar à pressão alta (hipertensão) crônica, que discuto em um capítulo posterior.

Células cancerígenas também parecem se multiplicar em um ambiente ácido, razão pela qual muitas pessoas tentam alcalinizar seus corpos com muitos vegetais verdes durante o tratamento do câncer. Ter um fígado saudável minimiza o risco de acidez demais, e pode reduzir o risco de câncer.

Prevenir e se recuperar do câncer também requer um sistema imunológico saudável. Uma grande parte do seu sistema imunológico reside no sistema linfático, da qual uma parte significativa é encontrada no intestino. À medida que seu corpo se torna mais tóxico, seu sistema linfático fica bloqueado e seu sistema imunológico sofre. Comer alimentos inflamatórios e ter intestino permeável também destrói o sistema imunológico do intestino. Portanto, curar o fígado e o intestino permeável e melhorar a saúde do sistema linfático podem ajudá-lo a combater o câncer.

O risco de câncer também aumenta com os desequilíbrios hormonais. Como o seu fígado está envolvido com o metabolismo hormonal e desintoxicação, a estagnação do fígado leva a desequilíbrios hormonais e aumenta a suscetibilidade ao câncer. Curar o fígado é uma das primeiras coisas que faço para qualquer paciente com câncer.

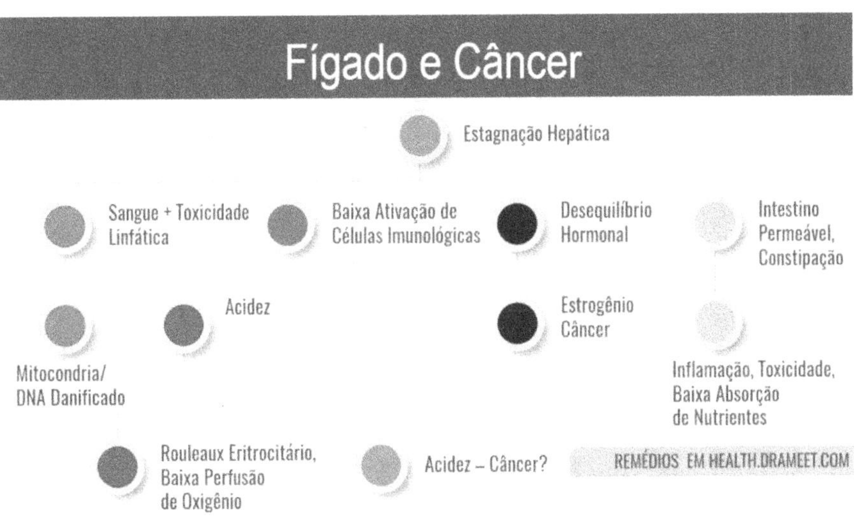

Sua Tireoide e Seu Fígado

"Falar a sua verdade é aproximar-se da saúde e do amor-próprio."

– Dr. Ameet

Sua glândula tireoide produz hormônios que são vitais para quase todas as células do seu corpo. O hormônio tireoidiano, entre outras funções, garante a sobrevivência de suas células, ajudando-as a obter energia dos alimentos. Cerca de 60% do hormônio tireoidiano inativo (T4) é convertido em hormônio tireoidiano ativo (T3) pelo fígado. A função hepática prejudicada reduz a quantidade de T3 ativo em seu corpo e cria sintomas de hipotireoidismo, como constipação, pele seca, ganho de peso e fadiga. Níveis inadequados de hormônio tireoidiano também foram associados a várias doenças, incluindo câncer, desequilíbrio hormonal, infertilidade, ansiedade e depressão.

Os probióticos no intestino também ajudam a converter T4 em T3. O T3 no intestino ajuda a manter o revestimento intestinal saudável e minimiza a síndrome do intestino permeável. Com a estagnação do fígado e o baixo fluxo biliar, os probióticos não serão tão saudáveis e abundantes e a conversão de T4 inativo em T3 ativo no intestino ficará comprometida. Isso também pode piorar a síndrome do intestino permeável.

A conversão prejudicada de T4 em T3 no fígado e no intestino são razões comuns pelas quais os hormônios da tireoide de algumas pessoas são baixos, mesmo que a glândula tireoide seja saudável. O erro que algumas pessoas cometem é se apoiar pesadamente na medicação para a tireoide em vez de tratar o intestino permeável e o fígado, em conjunto com o uso de medicamentos para a tireoide.

O T3 também afeta o funcionamento das células hepáticas. Se você tiver baixos níveis de hormônio tireoidiano (hipotireoidismo), suas células hepáticas não funcionarão corretamente — você se desintoxicará menos, produzirá menos bile e terá mais indigestão, gases, inchaço e constipação. O ciclo vicioso de estagnação do fígado e saúde da tireoide continuará, a menos que você cure a tireoide e o fígado juntos.

Hormônios da Tireoide e Bem-Estar Emocional

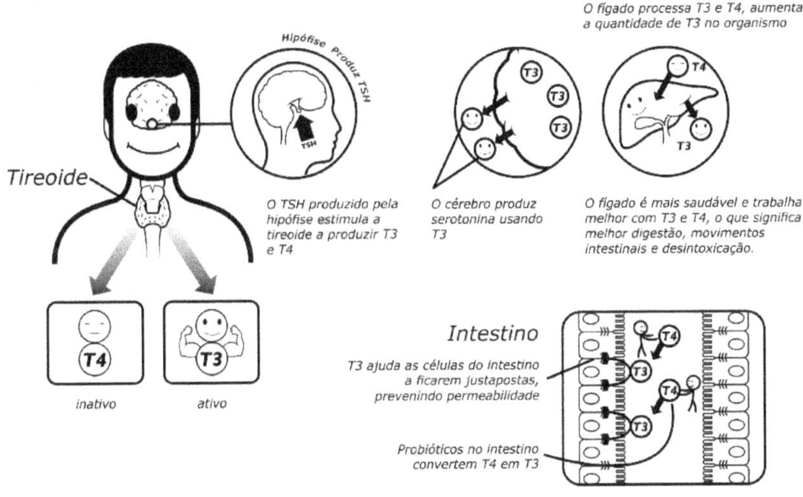

FÍGADO, COLESTEROL E DOENÇAS CARDÍACAS

"O que acontece quando as pessoas abrem seu coração?"… "Elas melhoram."

— Haruki Murakami

A inflamação causa danos oxidativos às artérias. Quando suas artérias são danificadas, elas liberam sinais químicos que fazem com que seu corpo forme um coágulo (placa) no local danificado. A inflamação crônica leva ao aumento da formação de placas nas artérias, causando estreitamento e endurecimento, o que restringirá o fluxo sanguíneo para diferentes órgãos, incluindo coração, pênis e cérebro, levando a condições como doenças cardíacas, disfunção erétil e derrames.

Todo o sangue que flui no seu corpo passa pelo fígado e é monitorado por diferentes células nele. Seu fígado tem receptores chamados receptores-x do fígado (LXR), que retiram o colesterol excessivo do sangue, o processam no fígado e o excretam no intestino através da bile. Se o seu fígado estiver inflamado e tóxico, ele não metabolizará o colesterol da maneira correta, levando a níveis aumentados de colesterol e triglicerídeos prejudiciais à saúde em seu sangue, ao que alguns estudos atribuem um risco aumentado de doença cardíaca.

Fígado, Rins e Hipertensão

O acúmulo de placa e o endurecimento das artérias nos rins levam ao que chamamos de estenose da artéria renal, um estreitamento das artérias que abastecem os rins. Isso faz com que os rins se sintam como se não houvesse sangue suficiente fluindo. Como resposta ao baixo fluxo sanguíneo, seus rins liberam um hormônio chamado renina, que, por sua vez, causa a liberação de dois hormônios:

- Angiotensina, que causa constrição ou estreitamento dos vasos sanguíneos (vasoconstrição).

- Aldosterona, que faz com que o seu corpo reabsorva mais sal e mantenha mais água no corpo, o que aumenta a quantidade de líquido no sangue.

O efeito combinado da vasoconstrição e aumento do volume sanguíneo aumenta a pressão arterial, levando à hipertensão, outra condição relacionada a doenças cardíacas e derrames.

FÍGADO, ANSIEDADE, DEPRESSÃO E INSÔNIA

"As emoções não são nada além de uma porta para o amor inacabado."

– Dr. Ameet

A inflamação do intestino permeável e a toxicidade do fígado pressionam as glândulas suprarrenais a produzir um hormônio chamado cortisol. Estresse e trauma também estimulam as suprarrenais a produzir cortisol. A inflamação crônica e o estresse crônico levam a uma condição conhecida como fadiga adrenal, na qual suas glândulas suprarrenais ficam superestimuladas e exaustas e produzem níveis desequilibrados de cortisol, progesterona, estrogênio, testosterona e outros hormônios em seu corpo. Um desequilíbrio desses hormônios reduz a produção e a eficácia de substâncias químicas no cérebro, como serotonina, dopamina, GABA e melatonina.

Serotonina, dopamina e testosterona contribuem para o bom-humor e a motivação. Níveis baixos desses hormônios são vistos frequentemente em casos de depressão, fadiga e falta de motivação. *GABA* é um neurotransmissor que reduz a ansiedade e ajuda no sono. Baixos níveis de GABA levam ao aumento dos níveis de tensão nervosa, ansiedade e insônia.

Além disso, tanto a fadiga adrenal quanto a estagnação do fígado levam a baixos níveis de progesterona. A *progesterona* ajuda o GABA a funcionar melhor, e baixos níveis de progesterona diminuem a eficácia do GABA em seu cérebro, razão pela qual as pessoas com baixos níveis de progesterona podem ter ansiedade. Baixos níveis de progesterona também contribuem para a tensão pré-menstrual (TPM), geralmente caracterizada por sensibilidade nos seios, gases, inchaço, alterações de humor e cólicas abdominais antes e durante a menstruação. Portanto, se você deseja curar a

TPM, a ansiedade ou a insônia, considere curar o fígado, o intestino e as glândulas suprarrenais.

A ciência moderna descobriu que muitos dos neurotransmissores são produzidos por bactérias benéficas (probióticos) no intestino. Os probióticos dependem de um ambiente intestinal saudável para prosperar. Se o seu fígado é tóxico e não libera quantidades saudáveis de bile e enzimas no intestino, o ambiente do intestino se torna prejudicial e os probióticos não prosperam — levando a níveis mais baixos de produção de neurotransmissores e a um agravamento dos problemas de saúde mental.

Dormir, dormir, dormir! A *melatonina* ajuda seu corpo a adormecer e baixos níveis de melatonina causam insônia. Hábitos de sono prejudiciais, como ficar acordado até tarde da noite ou não dormir em um quarto escuro, também reduzirão os níveis de melatonina. A melatonina melhora o efeito da glutationa, um antioxidante importante que mantém as células do fígado saudáveis. Baixos níveis de melatonina e maus hábitos de sono afetarão, portanto, a saúde do fígado, contribuindo para o ciclo de estagnação do fígado, problemas de saúde mental e doenças crônicas. Idealmente, tente dormir às 10 horas da noite para deixar o fígado e as glândulas suprarrenais descansarem e se recuperarem, para que você acorde com mais energia pela manhã. Pessoas que sentem tonturas e cansaço de manhã geralmente têm problemas com estagnação do fígado, inflamação e fadiga adrenal. Se isso soa familiar para você, comece a pensar no seu fígado!

As *vitaminas do complexo B* são armazenadas e liberadas pelo fígado, utilizadas pelo organismo para produzir neurotransmissores e hormônios adrenais, utilizadas pelo fígado para desintoxicação e esgotadas durante os períodos de estresse adrenal. Com a estagnação do fígado, seu fígado processa e libera as vitaminas B com menos eficiência, levando a uma menor produção de neurotransmissores e hormônios adrenais, o que piora significativamente os problemas de saúde mental. Por outro lado, como o estresse adrenal esgota o corpo de vitaminas do complexo B e magnésio, que o fígado necessita para processar hormônios e para desintoxicação, as pessoas com estresse adrenal frequentemente desenvolvem e experimentam as consequências da estagnação do fígado.

Álcool, ingestão excessiva de carboidratos, uso de pílula anticoncepcional e outros medicamentos também afetam o fígado e esgotam o corpo de vitaminas do complexo B e outros minerais. Portanto, em vez de apenas suplementar com multivitaminas, agora você pode ver como é importante curar o fígado e minimizar a inflamação crônica.

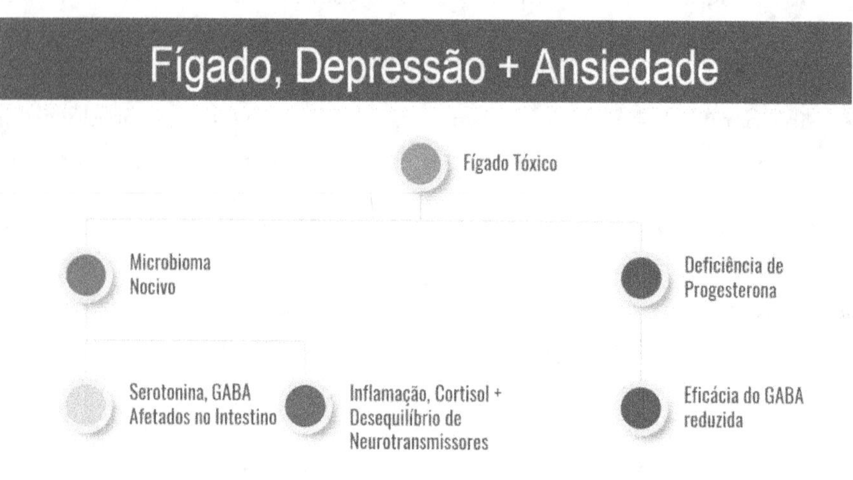

Se você estiver gostando dos meus livros, por favor, ajude meus projetos comunitários no Quênia deixando uma revisão na página da Amazon.
Obrigado!

COMO O FÍGADO DESENTOXICA

"O que você resiste, persiste. Hora de deixar ir…"

Por que beber água e comer vegetais verdes é tão importante para a sua saúde? Bem, seu fígado processa e desintoxica substâncias químicas, metais pesados, drogas e hormônios do corpo através de dois processos: convertendo-os em ureia, que é liberada no sangue para ser excretada pelos rins na urina e pela pele no suor; ou produzindo bile, que, através da vesícula biliar, é despejada em seu intestino e é eliminada nas fezes. Beber muita água limpa é crucial para ajudar os rins a eliminar as toxinas do sangue e comer muitos vegetais verdes (fibra) agrega as toxinas do intestino para que elas saiam nas fezes. Sem água e fibra suficientes em sua dieta, muitas das toxinas liberadas pelo fígado permanecerão em seu corpo e causarão doenças.

Seu fígado processa tudo através das **vias de desintoxicação fase 1 e fase 2.** Cada caminho requer muitos nutrientes diferentes. Se seu corpo está com deficiência de alguns nutrientes, essas vias serão menos eficientes, resultando em um acúmulo de toxinas e sintomas de enfermidades.

Via de Desintoxicação - Fase 1

A maioria das toxinas do seu corpo são armazenadas em moléculas de gordura e não são dissolvidas em água, tornando-as um pouco menos perigosas, mas difíceis de excretar na bile ou na urina. Seu fígado torna essas toxinas mais solúveis em água para excreção com a ajuda de certas enzimas, comumente conhecidas como grupo de enzimas citocromo P450. Essas enzimas também são danificadas por toxinas, principalmente metais pesados e pesticidas, e são inibidas por certos alimentos, especialmente a toranja, e é por isso que as pessoas são aconselhadas a evitar a toranja enquanto tomam certos medicamentos.

Os nutrientes e ervas que ajudam a fase 1 a funcionar efetivamente incluem **vitaminas do complexo B, ácido fólico, ferro e magnésio; antioxidantes como vitamina E, vitamina C, vitamina A, glutationa e selênio; e ervas como o cardo de leite**. Se você tiver estes nutrientes em pouca quantidade, não processará toxinas e medicamentos com eficácia. Algumas maneiras de ter deficiências nutricionais incluem:

- Não comer os alimentos certos

- Ingerir muito álcool ou muitos carboidratos, que esgotam as vitaminas do complexo B

- Estresse prolongado, que esgota as vitaminas do complexo B e o magnésio

- Toxicidade excessiva, que consome o principal antioxidante do fígado — glutationa

Agora, vamos imaginar que a fase 1 esteja funcionando bem. Um novo problema surge porque a *fase 1 cria subprodutos (radicais livres) que são prejudiciais ao seu corpo* e precisam ser processados pela fase 2 para torná-los menos prejudiciais. A maioria das pessoas tem uma fase 2 lenta devido a inflamações e deficiências nutricionais; portanto, os subprodutos da fase 1 não são processados com rapidez suficiente na fase 2. O acúmulo de radicais livres da fase 1, então, danifica o fígado e todo o corpo e contribui para doenças crônicas. Pessoas que se sentem ansiosas depois de tomar café geralmente têm uma fase 2 lenta, que não consegue processar os subprodutos do metabolismo da cafeína na fase 1.

Via de Desintoxicação (Conjugação) - Fase 2

Sua via da fase 2 torna as toxinas menos prejudiciais e as torna mais solúveis em água, para que possam ser excretadas na bile, na urina e no suor. A fase 2 tem muitos processos diferentes e cada um exige nutrientes específicos para ser eficaz. Esses processos são:

1. A *conjugação da glutationa* ajuda a processar metais pesados e inúmeras outras toxinas. Depende do antioxidante glutationa, que é frequentemente usado na fase 1 para processar os radicais livres, de

modo que as pessoas geralmente têm pouca glutationa. Além de suplementar com **glutationa**, você também pode melhorar sua conjugação de glutationa usando **selênio, ácido alfalipóico, N-acetil-cisteína, vitamina C, cardo de leite e açafrão**.

2. A *conjugação de aminoácidos* usa aminoácidos para se ligar à classe de toxinas conhecida como xenobióticos (certos medicamentos, pesticidas, herbicidas e conservantes de alimentos). Os aminoácidos que seu corpo precisa para esse processo são **glicina, taurina, glutamina, arginina e ornitina**. Costumo prescrever taurina a muitos de meus pacientes que apresentam sintomas de estagnação do fígado.

3. A *metilação* ajuda o corpo a produzir e processar vários medicamentos e substâncias químicas do corpo, incluindo hormônios como estrogênio, neurotransmissores, histamina e homocisteína. A metilação também ajuda a reciclar a glutationa, necessária para as fases 1 e 2. A metilação requer que um aminoácido chamado metionina seja convertido em um doador de metila chamado **SAM-E** (S-adenosilmetionina), que é usado em muitas reações químicas importantes em seu corpo. Os nutrientes mais importantes que melhoram a metilação são **metionina, folato, vitamina B12, vitamina B6, colina, betaína, magnésio, zinco, vitamina D e molibdênio**. SAM-E também é vendido como um suplemento nutricional. Se você estiver tomando SAM-E, é recomendável também tomar vitaminas do complexo B e folato para apoiar seu metabolismo.

Se você tiver deficiência dos nutrientes acima ou seu fígado não estiver metilando bem, provavelmente você terá desequilíbrios hormonais, insônia, altos níveis de homocisteína, problemas de saúde mental e inúmeras outras condições de saúde.

Estudos recentes descobriram que muitas pessoas têm uma mutação genética na enzima MTHFR, uma enzima responsável pela metilação e ativação do ácido fólico. Essas pessoas geralmente têm altos níveis de homocisteína, experimentam estresse oxidativo excessivo e podem ser mais propensas a doenças cardiovasculares, problemas neurológicos e problemas de saúde mental. Você pode testar se possui essa mutação na maioria dos laboratórios modernos. Se você tiver um problema com a MTHFR, a maioria dos médicos recomendará suplementos especiais, incluindo folato ativo (metil-folato, 5 MTHF), metilcobalamina (B12 ativa), piridoxal 5 fosfato (B6 ativa) e riboflavina (B2 ativa).

4. A *sulfatação* metaboliza toxinas, drogas e compostos criados por seu próprio corpo, como hormônios sexuais, neurotransmissores, ácidos biliares e hormônios da tireoide. A sulfatação também ajuda a desintoxicar os xenoestrôgenios — substâncias químicas que se comportam como o estrogênio em seu corpo. A sulfatação usa **aminoácidos que contêm enxofre (cisteína e metionina), molibdênio, vitamina B2, magnésio, taurina e ácido retinóico (uma forma ativa da vitamina A)**.

5. A *acetilação* ajuda a desintoxicar muitos medicamentos do seu corpo e usa uma substância chamada acetil CoA. Essa via requer nutrientes como **vitamina B2, vitamina B5 e vitamina C**.

6. A *glucuronidação* é uma das vias mais ativas do fígado e metaboliza drogas, toxinas fúngicas, poluentes e também os hormônios, ácidos biliares e bilirrubina do seu próprio corpo. Requer **vitaminas do complexo B, magnésio e ácido glucurônico**.

Aí está! As deficiências nutricionais afetam todos os processos do fígado e você pode fazer algo para evitar problemas! Nos próximos capítulos, você descobrirá alimentos maravilhosos, suplementos nutricionais e ervas para o fígado, e sentirá uma grande diferença em sua saúde ao usá-los da maneira correta.

Como Curar o Fígado

"A ferida é por onde a Luz entra em você."

– Rumi

Existem milhares de tratamentos para o seu fígado. Antes de discuti-los, é importante reconhecer que muitos danos ao fígado ocorrem devido à inflamação crônica no corpo. A maior parte dessa inflamação vem de uma dieta não saudável e da síndrome do intestino permeável. O primeiro passo para curar seu fígado, portanto, é prevenir a inflamação crônica, alterando sua dieta e tratando seu intestino. Você aprenderá alguns remédios para curar o intestino abaixo e eu abordo mais remédios e alimentos saudáveis para curar seu intestino no meu livro Cure Seu Corpo Cure Sua Mente (CCCM). Você também pode ler Receitas Naturais, Sem Glúten, Sem Laticínios e Sem Óleo para criar refeições saudáveis para sua jornada de cura. Ambos os livros podem ser encontrados em health.drameet.com/books.

Vamos começar! As melhores terapias que encontrei para curar o fígado e prevenir doenças crônicas incluem mudanças na dieta, ervas, suplementos, remédios homeopáticos, exercícios, jejum e liberação emocional. Agora, abordarei todas essas terapias em seções diferentes para facilitar a compreensão. Você pode iniciar cada uma das terapias simultaneamente.

ELIMINE A INFLAMAÇÃO E COMA CORRETAMENTE

Remova alimentos inflamatórios, como grãos com glúten (trigo), laticínios, milho, açúcar, molho de soja (geralmente contém glúten), excesso de café, álcool e carne bovina da sua dieta. Existem outros alimentos que podem causar inflamação em algumas pessoas e não em outras, como feijão ou ovos, por isso é importante fazer um teste de alergia alimentar para ver a quais alimentos você é sensível. Substitua esses alimentos por alimentos pouco inflamatórios que mencionei no meu primeiro livro (CCCM) e coma alimentos orgânicos o máximo possível para evitar que pesticidas danifiquem constantemente seu fígado.

Evite excesso de açúcares e carboidratos, que causam resistência à insulina e depósitos de gordura no fígado. Eu aconselho a maioria dos meus pacientes para fazer suas refeições 50% de vegetais verdes ou coloridos, 30% de proteínas e apenas 20% de carboidratos.

Eu recomendo seguir essa dieta o máximo possível por toda a vida e se seus níveis de ferro não estiverem baixos, também recomendo evitar carne por pelo menos três semanas quando você estiver fazendo uma limpeza profunda do fígado. Use meu livro de receitas (health.drameet.com/books) para tornar a criação de refeições saudáveis mais fácil e divertida para você.

CURE SEU INTESTINO

Restaure seu intestino e reduza a inflamação usando probióticos, vitamina D, óleos ômega 3 e outros remédios mencionados no meu primeiro livro, *Cure Seu Corpo, Cure Sua Mente.*

COMA ALIMENTOS AMIGOS DO FÍGADO

Alimentos diferentes têm efeitos diferentes sobre o fígado e a vesícula biliar.

- Alimentos amargos estimulam sua vesícula biliar a liberar mais bile em seus intestinos. Você pode usar alimentos estimulantes da bile, como rúcula (*Eruca vesicaria*), rabanete, dente-de-leão, açafrão e cabaço amargo (*Momordica charantia*, conhecida como *karela* na culinária indiana) como parte de suas refeições diárias.

- Salsa, manjericão, tomilho, beterraba, gengibre e frutas orgânicas fornecem antioxidantes que ajudam a curar as células do fígado contra danos oxidativos.

- Ervas e especiarias como coentro, sementes de coentro esmagadas, erva-doce, açafrão e cominho ajudam a desintoxicar o fígado.

- Brócolis, couve-de-bruxelas, repolho, couve, repolho-chinês, agrião, cebola e alho contêm enxofre, o que ajuda na fase 2 da via de desintoxicação do fígado.

- Os vegetais de folhas verdes são ricos em folato, o que aumenta a metilação e a desintoxicação do fígado.

- Repolho roxo e trigo sarraceno são boas fontes de molibdênio, outro nutriente importante para as vias de desintoxicação das fases 1 e 2. Abacate e aspargos também são excelentes alimentos para o fígado.

- O alecrim possui óleos essenciais que ajudam a estimular a produção de bile, melhoram as fases 1 e 2 das vias de desintoxicação do fígado e também reduzem os depósitos de gordura no fígado.

- Foi demonstrado que o gengibre melhora a produção de bile, protege o fígado contra toxinas e também reduz os depósitos de gordura no fígado. O gengibre também reduz a resistência à insulina em seu corpo — uma causa comum de doença hepática gordurosa.

- O limão estimula a produção de bile e também quebra a gordura no intestino, melhorando assim a digestão.

Você pode fazer um chá com muitas dessas ervas e tomá-lo ao longo do dia para proporcionar uma cura constante para o fígado. Chá de limão e gengibre, chá de alecrim ou uma mistura de sementes de coentro esmagadas, cominho, açafrão e chá de erva-doce são deliciosos, o que torna a sua jornada de cura muito mais divertida!

ERVAS PARA CURAR E DESINTOXICAR O FÍGADO

Eu amo ervas porque elas curam e desintoxicam o fígado. As ervas que a maioria dos profissionais de saúde usam para o fígado incluem *cardo de leite (Sylibum marianum), raiz de dente de leão (Taraxacum officinale), alcachofra (Cynara scolymus), calendina (Chelidonium majus) e folha de hortelã-pimenta (Mentha piperita)*. A calendina pode ser tóxica em grandes quantidades, portanto, consulte um médico qualificado antes de usar qualquer uma dessas ervas.

Triphala, uma fórmula ayurvédica de 3 ervas, atua como antioxidante e ajuda a limpar o fígado. Triphala também tem um efeito laxante; portanto, a maioria das pessoas o toma à noite com água morna, tem uma boa noite de sono e têm movimentos intestinais fortes pela manhã.

Guduchi é outra das minhas ervas ayurvédicas favoritas que limpa, protege e ajuda a regenerar o fígado. Eu amo guduchi porque também energiza seu corpo e aumenta sua imunidade sem ser superestimulante.

As ervas estimulantes da bílis são tão importantes quanto as ervas curativas do fígado. Eles ajudam sua vesícula biliar a liberar bile extra em seus intestinos. Algumas ervas estimulantes da bílis incluem Yarrow (*Achillea millefolium*), genciana (*Gentiana*), angélica (*Angelica archangelica*), uva do Oregon (*Mahonia aquifolium*), bérberis (*Berberis vulgaris*) e chá de neem (*Azadirachta indica*).

O *bupleuro*, frequentemente usado na Medicina Tradicional Chinesa (MTC), ajuda a dissolver a estagnação do fígado e a limpá-lo. Na MTC, ele é combinado com outras ervas para criar uma fórmula chamada "*Xia Yao Wan*" ou "*Andarilho Calmo e Livre*", uma fórmula poderosa que melhora o fluxo de energia e a remoção de toxinas no fígado.

Schizandra chinesis, outra erva da MTC, protege as células do fígado, reduz a gordura no fígado (EHNA) e desintoxica o fígado. Schizandra também dá suporte às glândulas suprarrenais e pode ser usada para ansiedade, depressão, exaustão nervosa e fadiga adrenal (veja meu livro *Cure Seu Corpo, Cure Sua Mente*).

Você pode usar algumas dessas ervas juntas ou por conta própria. Algumas dessas ervas são combinadas em uma tintura, que eu acho mais eficaz no tratamento do fígado do que usar ervas isoladas por conta própria. Você pode encontrar algumas das melhores formulações feitas por laboratórios profissionais de suplementos no meu dispensário online em health.drameet.com/shop. Não use todas as ervas que mencionei de uma só vez — isso seria demais para o seu corpo. Um bom médico naturopata pode orientá-lo.

Geralmente peço aos meus clientes que usem ervas para o fígado por cerca de dois meses a cada seis meses, se não continuamente. Lembre-se de verificar com seu profissional de saúde antes de usar qualquer erva. O uso prolongado ou excessivo de algumas dessas ervas pode ser prejudicial à sua saúde e durante a gravidez.

HOMEOPATIA PARA O FÍGADO

Remédios homeopáticos são remédios energéticos especiais que influenciam sua mente e corpo em um nível energético muito profundo e criam uma profunda transformação em sua saúde. Mais e mais pessoas estão escolhendo a homeopatia porque cura mais profundamente e produz resultados mais duradouros.

Devido à sua natureza energética, os remédios homeopáticos também são excelentes para curar suas emoções, estresse e traumas emocionais, o que acrescenta mais um benefício à sua jornada de cura. (Você pode obter uma lista de remédios homeopáticos para emoções e traumas emocionais no curso online completo em health.drameet.com).

Em geral, os remédios homeopáticos são prescritos com base no entendimento dos sintomas físicos e emocionais específicos que você esteja enfrentando. Por exemplo, se você tiver constipação com muitos gases e inchaço, receberá um remédio específico que será diferente para outra pessoa com constipação, mas sem gases e inchaço. A especificidade do remédio selecionado para você é o que torna a homeopatia tão poderosa. Apesar dessa especificidade, no entanto, existem alguns remédios homeopáticos que eu uso em geral para curar o fígado, e eles fazem uma grande diferença para recuperação das pessoas. Eles incluem:

- *Nux-vomica* – estimula o fluxo biliar; ótimo para desintoxicação de álcool; frequentemente usado se você tem constipação, fezes secas ou fezes que saem como pequenas bolinhas. Geralmente é administrado a pessoas que se irritam com facilidade e/ou têm um desejo muito forte por álcool.

- *Lycopodium* – limpador profundo do fígado, estimula o fluxo biliar e é frequentemente usado quando uma pessoa tem muito gás, inchaço, arrotos e sensação de estar muito cheio após as refeições.

- *Carbo vegetabilis* – um ótimo remédio para insuficiência hepática e cirrose hepática, especialmente quando alguém tem uma barriga inchada devido à retenção de líquidos (ascite) e acha difícil respirar quando está deitado.

- *Chelidonium* – também já o usei para curar problemas crônicos de fígado e cirrose, principalmente quando a pessoa tem náuseas e dor embaixo da caixa torácica direita ou embaixo da escápula direita.

- *Berberis vulgaris* – estimula o fluxo biliar e é frequentemente adicionada a fórmulas contendo outros remédios homeopáticos para o fígado.

- *Phosphorus* – usei fósforo para ajudar a curar danos crônicos no fígado devido ao uso excessivo de medicamentos e anestésicos.

- *Cinchona officinalis (China)* – geralmente administrada quando alguém está fraco e perdeu muitos líquidos. A China estimula e fortalece as células do fígado para a desintoxicação e, às vezes, é eficaz na redução do desejo por álcool.

Algumas empresas misturam esses remédios em uma formulação que tem um efeito maravilhoso no fígado. Você pode encontrar algumas dessas formulações e remédios homeopáticos únicos no meu dispensário em health.drameet.com/shop. Eu recomendo consultar um médico naturopata que pratique homeopatia para encontrar os melhores remédios para suas necessidades individuais. Você também pode ter uma sessão comigo agendando através do site health.drameet.com/therapy.

AGREGUE TOXINAS E LIMPE SEU INTESTINO

Se o seu intestino não estiver limpo de toxinas e fezes residuais, é menos provável que você elimine as toxinas efetivamente e é mais provável que as reabsorva pelo intestino. Comer mais fibras, como verduras ou casca de psyllium, fará com que as toxinas e fezes grudadas no intestino se agreguem, facilitando a remoção. Se você comer muitos carboidratos simples, como pão e macarrão, não terá fibra suficiente para remover as toxinas do corpo e elas provavelmente serão reabsorvidas no corpo.

Costumo usar "agregadores" de toxinas, como carvão ativado, argila bentonita, clorela ou fibra de pectina, que se ligam às toxinas em seu intestino e são eliminadas nas fezes. Eu recomendo tomá-los entre as refeições ou na hora de dormir.

Também uso laxantes como senna, cascara sagrada, triphala (formulação ayurvédica) com o estômago vazio (geralmente antes das refeições), para limpar completamente meu intestino. Por favor, use laxantes com cuidado e sob supervisão médica. Não recomendo tomar certos laxantes por mais de algumas vezes, porque eles podem causar a perda de muitos líquidos e minerais, o que pode criar sérios problemas de saúde.

SUPLEMENTOS PARA O FÍGADO

Uso suplementos para curar meu fígado, incluindo ácido alfa-lipóico, glutationa, vitamina C, N-acetil-cisteína (NAC), inositol, colina, taurina ou selênio. Alguns desses suplementos podem ser bastante fortes, então eu os uso com cuidado, começo com pequenas quantidades e monitoro meus clientes com cuidado.

O ácido alfalipóico (ALA) é um antioxidante que protege e repara as células hepáticas danificadas e ajuda a reciclar a vitamina C em seu corpo. Eu usei o ALA e glutationa em pacientes com cirrose hepática. O ALA utiliza vitaminas B do corpo, por isso é recomendável tomá-lo junto com vitaminas do complexo B.

Colina é um nutriente essencial, importante para o metabolismo da gordura e colesterol no fígado, ajudando nas vias de desintoxicação da metilação no fígado e na síntese de neurotransmissores. Baixos níveis de colina têm sido associados a esteatose hepática (EHNA). A colina pode ser encontrada em ovos, vegetais crucíferos, aves e peixes.

A *glutationa* é um poderoso antioxidante usado em muitos estágios da desintoxicação hepática e ajuda seu fígado a processar gorduras e colesterol de maneira eficiente. Altas quantidades de glutationa são encontradas no fígado para ajudá-lo a lidar com o constante ataque de toxinas. A glutationa também melhora sua imunidade e função enzimática.

O *Inositol*, semelhante à colina, ajuda o fígado a metabolizar gordura e colesterol, prevenindo assim a esteatose hepática. O inositol ajuda a melhorar a sensibilidade à insulina, importante para o controle da glicose no sangue e o metabolismo das gorduras. O inositol também é usado para ansiedade porque ajuda na produção de serotonina, e também é usado para a síndrome do ovário policístico, porque melhora a função ovariana e elimina o excesso de testosterona em mulheres.

A *N-acetilcisteína (NAC)* é um antioxidante que ajuda a repor a glutationa e também a desintoxicar o fígado. Altas doses de NAC podem atuar como um *pró-oxidante*, o que não é muito bom, portanto, use com cuidado. Às vezes, a NAC é usada para ajudar a se livrar do vício do cigarro e também contribui para a melhora de quadros depressivos.

A *S-adenosilmetionina (SAM-E)* é um aminoácido comumente usado para aumentar os níveis de serotonina, dopamina e melatonina nos neurotransmissores. O SAM-E também produz glutationa, que protege o fígado. O SAM-E é decomposto em homocisteína, que pode ser tóxica e inflamatória se acabar se acumulando em grandes quantidades no organismo, portanto, sempre complemente o uso de SAM-E com **vitamina B6, B12 e folato**.

A *Taurina* é um aminoácido importante para a fase 2 da via de desintoxicação. Também ajuda a reduzir o colesterol (reduz os cálculos biliares), conjugar os ácidos biliares para excreção (produzir uma bílis saudável) e faz bem para o cérebro e também para o coração.

JEJUM

Comer constantemente pode estressar o fígado, porque ele precisa processar continuamente todos os nutrientes e substâncias químicas absorvidas pelo sistema digestivo. Muitos alimentos e aditivos químicos também desencadeiam uma pequena porém constante inflamação, o que aumenta o estresse do fígado diariamente. O jejum dá ao corpo e ao fígado uma pausa no processamento de alimentos e produtos químicos e protege o fígado contra inflamações constantes. O jejum também permite a *autofagia*, um processo em que células antigas e não saudáveis morrem rapidamente e dão espaço para o crescimento de células novas e saudáveis. Muitas culturas incentivam o jejum durante certos períodos de tempo, provavelmente porque nossos ancestrais sabiam de seus benefícios.

O jejum intermitente é uma maneira mais fácil de jejuar e geralmente envolve não comer por cerca de 16 horas por dia. Na Medicina Tradicional Chinesa (MTC), a hora do dia que você come é importante porque cada um de seus órgãos tem horários únicos para a cura. O tempo de cicatrização do fígado e da vesícula biliar varia entre as 23:00 e as 03:00, período durante o qual deve haver uma quantidade mínima ou nenhum alimento sendo digerido. Com base nesses princípios, recomendo fazer uma a duas refeições favoráveis ao fígado entre as 8:00 e as 16:00 durante o dia e o jejum entre as 16:00 e as 8:00 da manhã seguinte. Eu escolho esses horários porque seu sistema digestivo geralmente produz menos enzimas digestivas após as 16h e os alimentos da refeição da tarde provavelmente chegarão ao fígado antes das 22h. Depois disso, você não deseja estressar o fígado e a vesícula biliar. Você pode ser flexível com esses horários, mas esses são os horários ideais que encontrei.

Quando você estiver fazendo um jejum de manhã, comece com um copo de água morna para eliminar as toxinas liberadas pelo fígado e coma algo leve, como frutas. Depois disso, você poderá fazer uma refeição saudável e de tamanho normal. Minimize a cafeína e beba chás de ervas amigos do fígado, como alecrim, gengibre, limão ou manjericão.

EXERCÍCIOS FÍSICOS E RESPIRAÇÃO

Muitas pessoas não se movimentam o suficiente porque passam a maior parte do tempo dirigindo carros, sentadas atrás de um computador ou assistindo televisão à noite. Algumas pessoas se esforçam para se exercitar uma vez por dia, mas isso pode não ser suficiente. É melhor garantir que você esteja se movendo ao longo do dia. Ao se exercitar ou fazer grandes movimentos durante o dia, você aumenta o fluxo de oxigênio e sangue no fígado e ajuda a eliminar as toxinas.

Com a respiração profunda, o diafragma empurra ou massageia o fígado, criando um efeito de afluência. A maioria das pessoas que não respira profundamente não massageia o fígado o suficiente, o que aumenta a estagnação do fígado e os sintomas concomitantes. A respiração profunda também estimula o *nervo vago*, um nervo importante que melhora o funcionamento de muitos órgãos do corpo, incluindo o fígado. Eu recomendo fazer pelo menos cinco respirações profundas pelo menos três vezes ao dia para reduzir a estagnação do fígado. Também recomendo a ioga Kundalini, um dos meus tipos favoritos de ioga, que incentiva a respiração profunda e movimentos vigorosos para a cura do fígado.

Os exercícios físicos e o movimento contínuo também melhoram a sensibilidade à insulina, o controle da glicose no sangue e a queima de gordura, reduzindo assim o risco de diabetes e esteatose hepática.

LIBERAÇÃO EMOCIONAL

Emoções como raiva, frustração, ressentimento e irritação afetam seu corpo, especialmente seu fígado. Na Medicina Tradicional Chinesa, diz-se que essas emoções *contribuem para* a estagnação do fígado, mas também *resultam da* estagnação do fígado. Ao se livrar de emoções como raiva, frustração e ressentimento, você estimula o fluxo biliar e tem mais chances de curar o fígado.

Algumas pessoas "engolem" a raiva, especialmente se já se sentiram indefesas em algum momento ou se acreditam que sentir raiva é inapropriado. Essas pessoas obtêm muitos benefícios quando fazem terapia e experimentam expressar a raiva. Ajudo muitos clientes a expressar a raiva de maneira segura e não violenta durante minhas sessões de terapia e durante os retiros de cura emocional. A raiva não é necessariamente uma emoção negativa — é uma expressão saudável da necessidade de se defender ou criar um limite pessoal para si mesmo. Se você estiver pronto para o crescimento pessoal por meio de uma sessão de cura emocional, entre em contato comigo através do site health.drameet.com/therapy. Você também pode participar dos retiros de transformação pessoal que promovo reservando através do site health.drameet.com/retreats.

COMPRESSAS DE ÓLEO DE RÍCINO

O óleo de rícino, quando aplicado como uma compressa externa na pele sobre a área do fígado e abdômen, é uma maneira poderosa de eliminar as toxinas de seu fígado. Já usei as compressas com sucesso em pacientes com cólicas menstruais, endometriose, desequilíbrios hormonais, constipação e desintoxicação geral. Para fazer uma compressa de óleo de rícino, embeba um pano de flanela em óleo de rícino, deixe-o molhado, mas não o suficiente para pingar.

- Coloque a flanela encharcada sobre toda a caixa torácica direita, do meio do peito, logo abaixo do seio direito, até a borda inferior das costelas, estendendo-se até a linha da axila direita. É aqui que o fígado fica, embaixo da caixa torácica. O óleo de rícino será absorvido pela pele e criará um efeito calmante e estimulante no sistema linfático e no fígado.

- Coloque um filme plástico ou um saco plástico sobre o pano. Isso irá proteger sua roupa do óleo e também o manter em contato com a pele.

- Encha uma bolsa de água quente. A água deve estar a uma temperatura que você possa tolerar e que não queime a pele. Coloque a bolsa de água quente por cima do filme plástico. O calor fará com que o óleo de rícino penetre mais profundamente na pele, em direção ao seu fígado.

- Mantenha a compressa por pelo menos uma hora, enquanto permanece deitado(a), ou durma com ela a noite toda.

- Quando terminar, coloque a flanela em um recipiente bem fechado e o guarde no congelador. Use a mesma flanela no dia seguinte, com um pouco mais de óleo de rícino para manter a umidade. Depois de uma semana de uso, lave a flanela, pois a esta altura o óleo de rícino presente nele já estará um pouco velho.

- Repita a compressa de óleo de rícino diariamente por cerca de dois a três meses. O efeito acumulativo de fazer esta compressa regularmente é o que a torna benéfica. Após um mês de uso regular, você começará a notar os benefícios.

Não beba óleo de rícino nem aplique sobre a pele lesionada e NUNCA use durante a gravidez, amamentação ou durante a menstruação. Se você estiver menstruando, tiver intestino solto ou engravidar durante esse período, pare de fazer a compressa de óleo de rícino.

CÁLCULOS BILIARES

"A cura é uma questão de tempo, mas às vezes também é uma questão de oportunidade."

– Hipócrates

Os cálculos biliares, ou pedra na vesícula, como são popularmente conhecidos, geralmente se devem a um problema com o metabolismo do colesterol no fígado, que cria bile excessivamente espessa e gorduras coaguladas ("pedras") na vesícula biliar. Os cálculos biliares também são mais comuns em mulheres com níveis elevados de estrogênio. Algumas pessoas optam pela cirurgia para removê-las e outras usam algumas das terapias descritas abaixo para ajudar a dissolver as pedras e eliminá-las.

Mas seja cuidadoso: sua vesícula biliar libera bile e cálculos biliares no intestino através de um tubo conhecido como ducto biliar. Algumas pessoas experimentam muita dor e complicações médicas quando tentam eliminar cálculos biliares que sejam grandes demais para passar pelo ducto biliar. Por isso, é uma boa ideia consultar um médico antes de usar essas formas de terapia e fazer um ultrassom da sua vesícula biliar para ver o tamanho das suas pedras.

As melhores terapias conhecidas para reduzir a formação de cálculos biliares incluem:

- Reduza a inflamação melhorando sua dieta e curando seu intestino, como mencionado anteriormente.

- Coma alimentos que fazem bem para o fígado, respire profundamente e libere emoções como mencionado anteriormente.

- Use suplementos que ajudam seu fígado a metabolizar o colesterol, hormônios e gorduras, como taurina, colina, inositol, SAM-e, vitamina C, curcumina e uma erva ayurvédica conhecida como Guggul.

- Inclua ervas que estimulam sua vesícula biliar a liberar bile: dente-de-leão, chicória e açafrão. A chicória é frequentemente vendida como uma alternativa ao café, por isso pode ser bastante divertido de beber.

- Acredita-se que beber uma colher de sopa de vinagre de maçã dissolvido em um copo de água antes das refeições ajuda a amolecer os cálculos biliares e facilita a sua expulsão da vesícula biliar.

- As ervas *Eupatorium purpureum*, *hortênsia* e *quebra-pedra* (*Phyllanthus niruri*) são usadas por alguns profissionais para amaciar e dissolver os cálculos biliares, juntamente com mudanças na dieta e outras terapias que menciono.

Muito bem! Você chegou ao final deste livro. Você entendeu o que é necessário para curar seu fígado e seu corpo. Agora você pode seguir em frente e levar uma vida feliz. Antes de me despedir, vou deixar você com um exercício maravilhoso de retribuição à comunidade e a história das clínicas móveis que criei para comunidades pobres que vivem no Quênia. Eu desejo a você o melhor. Escreva uma resenha deste livro se você gostou! Sua resenha ajuda as pessoas a adquirirem este livro para que eu possa ajudar mais comunidades no Quênia. Obrigado!

Muito Amor e Bênçãos,

Dr. Ameet Aggarwal ND

HEALTH.DRAMEET.COM

CUPOM GRÁTIS
& VÍDEOS

PARA ACOMPANHAR A LEITURA DESTE LIVRO, POR FAVOR, ASSISTA ALGUNS VÍDEOS GRATUITOS EM MEU SITE QUE TE

GUIARÃO NA SUA JORNADA DE CURA E SAÚDE

POR FAVOR, ACEITE UM CUPOM DE DESCONTO NO MEU CURSO ONLINE

COMO AGRADECIMENTO POR ADQUIRIR MEU LIVRO

MEU CURSO ONLINE OFERECE INFORMAÇÕES ATUALIZADAS, INCLUINDO:

OS PROTOCOLOS EXATOS QUE USEI PARA A MAIORIA DOS MEUS PACIENTES COM PROBLEMAS EMOCIONAIS E DE SAÚDE

COMO PERDER PESO FACILMENTE, CURANDO EMOÇÕES, INFLAMAÇÃO E FADIGA ADRENAL

REMÉDIOS HOMEOPÁTICOS PARA LUTO, PERDA, TRAUMA E BURNOUT

COMO USAR OS 5 SENTIDOS DA VISÃO, OLFATO, AUDIÇÃO, PALADAR E TATO PARA CURAR EMOÇÕES

COMO RECUPERAR A ENERGIA PERDIDA NAS EMOÇÕES, CONFLITOS E TRAUMAS

ENTREVISTAS COM ESPECIALISTAS COM NOVAS DICAS DE SAÚDE

ESTE CURSO É APROVADO POR ORGANIZAÇÕES PROFISSIONAIS PARA NATUROPATAS, NUTRÓLOGOS E NUTRICIONISTAS.

VISITE HEALTH.DRAMEET.COM/FREEGIFT PARA COMEÇAR

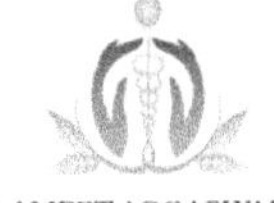

DR. AMEET AGGARWAL ND

Se você estiver gostando dos meus livros, por favor, ajude meus projetos comunitários no Quênia deixando uma revisão na página da Amazon.
Obrigado!

RETRIBUIÇÃO

Um Exercício de Cura

Existem muitos países onde as pessoas não têm acesso à medicina holística. Muitos desses países não têm atendimento médico adequado e seus hospitais prescrevem demasiadamente antibióticos ou outros medicamentos supressores de sintomas. As pessoas que recebem essas terapias geralmente não têm formação e sofrem múltiplos efeitos colaterais e permanecem cronicamente doentes. Você pode aliviar esse sofrimento desnecessário alterando a educação médica nessas áreas e me ajudando com as clínicas móveis.

Se você gostou de ler este livro e acredita que pode mudar a vida de alguém, ajude-me a ajudar mais pessoas com estas etapas simples:

1. Adquira para si ou presenteie alguém que você ama com meu programa online, que você pode acessar em health.drameet.com.

Meu programa online cobre muito do que está no meu livro, além de vídeos sobre:

- Os protocolos exatos que usei para a maioria das pessoas com problemas emocionais e de saúde

- Como perder peso facilmente, curando emoções, inflamação e fadiga adrenal

- Remédios homeopáticos para luto, perda, trauma e burnout

- Usando os 5 sentidos da visão, olfato, audição, paladar e tato para curar emoções

- Como recuperar a energia perdida em emoções, conflitos e traumas

- Entrevistas com especialistas com novas dicas de saúde

Meu programa foi aprovado para educação continuada profissional para médicos naturopatas, nutricionistas e nutrólogos por vários conselhos naturopatas e pelo CDR (Comissão de Registro Dietético) no momento da redação deste livro.

2. Doe 10 ou mais cópias de qualquer um dos meus livros (health.drameet.com/books) a instituições de caridade e centros comunitários de sua escolha e a organizações, igrejas, hospitais e profissionais de saúde que vivem em países em desenvolvimento. Ao presentear livros de medicina holística para diferentes organizações, você causará um impacto maior na saúde de comunidades pobres e negligenciadas.

3. Por favor, escreva uma revisão incrível deste livro em diferentes sites, incluindo a Amazon. Isso convencerá mais pessoas a adquirir o livro.

4. E, por último, plante algumas árvores frutíferas. Plantei mais de 600 árvores em um hospital da Missão Católica para fornecer uma fonte sustentável de alimentos saudáveis para pacientes terminais com câncer e HIV/AIDS. As árvores alimentícias são uma alternativa saudável a certas práticas agrícolas, reduzem o desmatamento e ajudam a trazer mais chuva para áreas áridas. Existem muitas organizações de caridade que plantam árvores frutíferas em todo o mundo; portanto, dedique algum tempo para descobrir quais você pode apoiar.

Muito obrigado!!

Com Muito Amor,

Ameet

AS CLÍNICAS MÓVEIS DA FIMAFRICA

Eu gostaria de compartilhar algo muito querido para mim com você. Quero compartilhar a história da primeira clínica móvel homeopática que fiz para comunidades pobres na África, através de uma instituição de caridade criada para ajudar pessoas pobres que vivem sem assistência médica. A instituição de caridade é chamada de Foundation for Integrated Medicine in Africa (FIMAFRICA, www.fimafrica.org).

As clínicas móveis foram a razão pela qual voltei para casa, no Quênia, depois de meus estudos em Medicina Naturopática e Psicoterapia no Canadá. Até escrevi este livro maravilhoso com a esperança de vender um milhão de cópias para financiar meus projetos comunitários. Eu espero que dê certo!

Aqui está a minha história:

Um dia antes, eu percebi que estava indo para a primeira clínica móvel oficial da FIMAFRICA, e lágrimas vieram aos meus olhos pensando em todos que contribuíram para que finalmente chegássemos até aqui — obrigado a todos vocês, tem sido uma bênção trabalhar com vocês.

Começou em 28 de janeiro de 2009, às 7h15, com o nascer do sol típico cortando o ar frio da manhã africana. Minha carona estava atrás de uma picape vermelha, assim como minhas malas cheias de manguito de pressão arterial, estetoscópio, meu repertório homeopático, materia medica homeopática, notas de mesa Morisson, um monte de remédios e meu almoço com bananas, maçãs e alguns biscoitos — primeira vez, não havia tempo para preparar legumes saudáveis!

Eu me senti um pouco constrangido com todo o meu equipamento na frente das outras pessoas. Eu estava pegando uma carona com eles para economizar em custos de combustível para a caridade. No entanto, meus medos se dissiparam quando vi como eles estavam empolgados e solidários com a primeira clínica móvel da FIMAFRICA.

Preciso mencionar um amigo importante com quem eu estava — Morten Kattenhoj, da Dinamarca, que trabalhava para a MS Kenya, uma ONG dinamarquesa. Morten tem sido uma grande ajuda para me apresentar aos chefes das aldeias, autoridades distritais, enfermeiras e trabalhadores das aldeias. Morten trabalhou com o povo Yaakut, uma tribo cuja língua está quase se extinguindo (há apenas 9 anciãos sobreviventes que falam o dialeto). O povo Yaakut se fundiu com os Maasai quando os Maasai chegaram ao Quênia. Sem Morten, eu não teria o privilégio de tratar esta comunidade no distrito de Laikipia North, no Quênia.

Atravessando a savana na estrada poeirenta em direção a Kuri, nossa vila-alvo, notei impalas pastando sob a luz do sol da manhã e pensei como seria maravilhoso se os voluntários pudessem vir e vê-los no seu caminho para tratar as comunidades locais! Bem, já está começando!

Ao nos aproximarmos de Kuri Kuri, uma vila remota além da floresta, percebi a grande responsabilidade que temos em relação às pessoas e à sua saúde. Especialmente no meio do nada, onde é difícil para muitas dessas pessoas acessar médicos que estão em hospitais muito distantes. Finalmente chegamos ao único prédio em toda a área — uma sala de escola com poucas mesas vazias espalhadas. Eu pedi para usar essa instalação em caso de chuva, embora eu achasse que poderia ser divertido para os voluntários da FIMAFRICA atuar ao ar livre, debaixo de uma árvore ou dentro de uma manyatta (palavra Maasai para cabana).

Não havia ninguém por perto, exceto algumas crianças brincando à distância — eu pensei que seria um dia calmo. Richard e Danial, moradores da região, ajudaram a organizar esse evento e informaram as aldeias vizinhas de nossa vinda, e me asseguraram que as pessoas viriam assim que nos vissem por aqui.

Eles estavam certos — assim que as malas foram desembaladas, livros médicos e remédios prontos, o barulho do lado de fora começou a crescer gradativamente. Eu espiei e vi várias cabeças do lado de fora da janela — todos se juntaram tão de repente sem eu perceber. Eu estava pronto... Meu treinamento na Canadian College of Naturopathic Medicine e em outras expedições de voluntariado havia me preparado para me dedicar completamente à prática médica quando surgisse a oportunidade.

Primeiro paciente, 50 anos ou mais (a idade não é exata nessas áreas) — entrou, apontou para a barriga e disse que sentia dor. Com mais algumas perguntas, descobrimos que sua dor emanava de sua área hepática.

Deitei-o no banco de madeira, 6 polegadas de diâmetro, literalmente, para seu exame físico. Apenas tocar levemente seu abdômen embaixo das costelas direitas provocou uma reação suficiente para me dizer que havia algo realmente errado com o fígado daquele homem. Toquei levemente outras áreas ao redor de seu abdômen — mas o toque mais leve perto de sua área do fígado causou dor suficiente para eu saber que deveria seguir em frente.

Outros questionamentos revelaram muita comida não digerida em suas fezes, e às vezes elas eram amareladas ou brancas. Muitas pessoas da região não sabem a cor das suas fezes porque usam latrinas ou o mato como banheiro.

Atuar nessas áreas com tantas pessoas não deixa tempo para fazer avaliações homeopáticas completas, e o melhor método é tratar os sistemas de órgãos e sintomas agudos.

Remédios homeopáticos, como licopódio, nux-vomica e quelidônio, vinham à minha mente, quando de repente Daniel me disse que esse homem bebia muito. Pedi para confirmar — sim, esse homem estava bebendo tudo, desde fermentados locais (às vezes 90% de álcool), cervejas e uma droga chamada "Meraa" ou Khat em inglês.

Bem, meu amigo, então sabíamos o que fazer primeiro.

"Sim", ele me disse, "um médico há muito tempo havia me dito para parar de beber álcool, mas eu não o ouvi. Agora que dois médicos estão me dizendo para parar com o Meraa e o álcool, eu definitivamente vou parar."

Eu não tinha certeza se acreditava nele. É difícil parar a dependência de álcool, especialmente em áreas sem sistemas de apoio. Eu já tinha visto a mesma situação muitas vezes. Bem, eu dei a ele uma palestra educacional sobre como o fígado remove a sujeira do sangue e como o álcool contribui para a sujeira no sangue e destrói o fígado — você precisa usar uma linguagem familiar às experiências no mato, caso contrário, é difícil que compreendam a importância do fígado para a saúde.

Ele parecia bastante convencido. Nós o deixamos ir, junto com um monte de remédios para o fígado. Espero que ele esteja bem — espero vê-lo na próxima vez.

Outros pacientes entraram, a maioria trazendo crianças com eles e alguns com pequenos bebês de um mês de idade enrolados debaixo de um pano preso no ombro. Foi bom e difícil ao mesmo tempo, tratar tantas pessoas uma após a outra.

Muitos deles eram tímidos demais para falar, ou eram muito vagos em suas descrições. Alguns estavam acompanhados por amigos, descrevendo seus sintomas com duas histórias diferentes, o que faz você duvidar de seu raciocínio clínico.

Um dos pais parecia pensar que quanto mais sintomas ou "sim" ele dissesse, mais doente a criança pareceria, para que o medicamento fosse mais forte. Por fim, descobri que os sintomas da criança eram de cerca de quatro meses atrás, e ela nem estava mais doente — acho que ele só queria medicamentos para guardar, porque não há muita assistência por aqui.

Os principais casos que vimos foram problemas no peito, problemas nos olhos, uma criança de um ano com sangue e pus que escorriam do ouvido, outra com linfonodos cervicais inchados e olhos desviados — uma nova condição sobre a qual eu precisava aprender. Algumas crianças tinham problemas de desmaio sem razões específicas, acompanhadas de dores de cabeça. Parecia ser um efeito colateral do tratamento com quinino após a malária, de acordo com suas histórias comuns, mas não havia como saber com certeza em tão pouco tempo. Eu administrei o remédio homeopático china-sulph, um remédio que muitas vezes ajuda com essas condições. Uma mulher com um bócio inchado entrou — eu a tratei com Natrum muriaticum.

Como havia muitos pacientes e tivemos que sair mais cedo naquele dia para voltar para casa antes do anoitecer, pedi a um dos ajudantes para examinar quais pessoas estavam mais doentes e trazê-las. É uma pena que não pudéssemos tratar a todos, mas, com o tempo, espero que mais pessoas recebam nossa ajuda.

Decidi fazer parceria com um grupo que tem enfermeiros em sua equipe e que também atendem áreas remotas. Eu acho que isso será importante em termos de ganho de experiência clínica para novos voluntários e também para mim. Estou muito feliz com a forma como tudo aconteceu, mas parece inútil se não estivermos ampliando nosso conhecimento clínico com outras pessoas e obtendo feedback de profissionais experientes que já estão em campo.

Aqui estão mais algumas histórias de outros serviços comunitários que fiz em outros momentos. Eu acho que é importante perceber o valor de terapias holísticas como a homeopatia serem acessíveis para comunidades pobres...

Um Triste Caso de Insuficiência Hepática

Trabalhar nesta segunda-feira de manhã foi um prazer. Me deparei com um paciente que tinha pernas inchadas e cobertas de bolhas. Eu me perguntei o que poderia ser, até que a enfermeira me disse que ele tinha insuficiência hepática crônica, por uso excessivo de álcool desde jovem.

Eles o encontraram em um canto de um quarto escuro nas favelas, murmurando consigo mesmo e com o olhar fixo. Ninguém o ajudou, e ele não tinha o conhecimento de como tirar a si mesmo desta situação. Foram as irmãs da missão católica que o encontraram a tempo, pela graça de Deus, e o trouxeram para o hospital da missão.

Administrei *carbo-veg*, um remédio homeopático para cirrose hepática e também útil para abdômen inchado por insuficiência hepática (ascite), o que dificulta a respiração de uma pessoa deitada — outro problema do qual esse garoto estava sofrendo.

Depois de cinco dias, voltei ao hospital da missão, pensativo a princípio, depois feliz quando vi o paciente sentado no gramado, as bolhas quase completamente curadas, os problemas respiratórios desaparecendo e o edema das pernas quase 70% recuperado! Foi um começo. Eu sabia que o problema não estava completamente removido. Administrei *chelidônio 30c*, intermitentemente com *licopódio*, dois remédios importantes para o fígado. Uma semana depois, eu o vi mais uma vez, com edema significativamente reduzido, sem problemas respiratórios, bolhas literalmente desaparecidas. A única coisa que ainda persistia era edema na região lombar e nas costas, o que poderia ser um problema interno ou poderia ser resultante de ficar sentado e deitado na cama o tempo todo.

Apesar de nossos esforços e da rápida recuperação do paciente, ele faleceu alguns meses depois. Seu fígado estava comprometido demais para uma recuperação completa. Fiquei triste e senti como se tivesse falhado como profissional. No entanto, de acordo com a irmã responsável, esse jovem finalmente havia experimentado amor e carinho antes de partir.

Pressão Alta e Sintomas no Lado Esquerdo

Uma senhora veio à nossa mesa de voluntários debaixo da árvore uma tarde, com uma aparência bastante saudável, mas disse que estava vivendo com uma sensação de frio em todo o lado inferior esquerdo do corpo.

Após mais perguntas, ela descreveu uma sensação de constrição e calor na parte superior esquerda do corpo, até os braços. A constrição parecia dolorosa para ela. Foi um caso incomum, mas não incomum para a homeopatia. Medindo sua pressão sanguínea, ficamos bastante chocados ao ver como estava alta.

Decidimos administrar *lachesis*, um remédio homeopático conhecido por ajudar com pressão alta, derrame e sintomas do lado esquerdo.

Meia hora após a administração de uma dose única, medimos novamente a pressão sanguínea. Nesse momento, ela já estava nos dizendo que a frieza estava desaparecendo nas pernas e que seus braços estavam menos doloridos. Fiquei surpreso ao ver um remédio funcionar tão rápido. Outra surpresa veio quando a leitura da pressão arterial sistólica caiu 3 pontos. Eu contei a ela — ela sorriu, os dentes abertos mostrando todos os sinais de satisfação que dão aos médicos uma sensação de reforço positivo e dedicação ao nosso trabalho.

Um Caso Rápido de Asma

Dirigindo com minha amiga Anne Powys para a floresta de Mokogodo, paramos no meio do caminho em Timau para pegar legumes. Quando estávamos voltando para o carro, um jovem trouxe uma senhora até nós. Ela estava ofegante e sem ar. Ela queria uma carona para onde estávamos indo, sem saber que havia um médico no carro.

Ela havia acabado de sair do hospital e estava tendo um ataque agudo de asma que não havia sido resolvido com medicamentos convencionais. Tomamos nota dos seus sintomas e, após uma investigação mais aprofundada, descobrimos que sua asma tinha uma sensação de dor e constrição na garganta, e era pior à noite e quando no clima frio. Ela costumava sentar-se na cama à noite quando os ataques pioravam. Beber líquidos quentes parecia lhe dar algum alívio.

Dei a ela um remédio homeopático chamado Spongia Tosta 12C e fiquei muito satisfeito quando a respiração ofegante cessou em meia hora, e ela pôde respirar bem novamente. Depois de meia hora, lhe demos outra dose do remédio, o que a ajudou ainda mais. Demos a ela doses extras para levar, caso os ataques voltassem. Ela ficou feliz quando a deixamos no cruzamento, acenando para nós, nos abençoando com seu sorriso caloroso.

Estes são alguns dos casos especiais que voluntários e eu vimos em nossas clínicas móveis. Obrigado por adquirir este livro e, espero que possa adquirir também meu curso online, para ajudar a continuar este trabalho. Agradeço a todos os meus queridos amigos que me ajudaram a tornar a FIMAFRICA uma realidade — especialmente **Giri Puligandala**, que generosamente dedicou seu tempo e experiência para gerenciar a FIMAFRICA. Sou verdadeiramente grato por toda a sua contribuição, inspiração e ajuda.

SENDO VOLUNTÁRIA NA FIMAFRICA (POR DRa. SARA NAMAZI ND)

Acampamos na área da floresta durante a noite. Comida cozida na fogueira. Fizemos chá depois. Estava escuro como breu, nos sentamos ao redor da fogueira, Ameet Aggarwal serviu-nos chá e perguntou se alguém queria acompanhá-lo para passear até um mirante. Eu me ofereci para ir junto.

Caminhamos com uma pequena lanterna e nossas xícaras cheias de chá na floresta por dez minutos para chegar ao mirante.

Antes de sairmos, ele disse: "Siga-me e se você ouvir um som que se assemelha a uma gangorra, pare imediatamente e espere o meu sinal, provavelmente é um leopardo". Meu coração pulou até a garganta depois de ouvir isso; eu provavelmente fiz uma tentativa frustrada de parecer calma, no entanto, tenho certeza de que ele conseguia ver o que eu estava sentindo de verdade.

Ele entrou na floresta profunda, densa e escura e eu o segui, amedrontada até a alma, saber que ele estava na minha frente e eu podia ser atacada pelas costas por um predador me deixava bastante nervosa. Ele parou abruptamente por alguns segundos, porque pensou ter ouvido alguma coisa. Eu congelei logo atrás dele, tentando impedir meu corpo de tremer. Ele então sinalizou que tudo estava bem e que poderíamos seguir em frente.

Quando eu já estava visualizando meu corpo sendo dilacerado por um leopardo faminto, entramos em uma clareira:

Acima: um cobertor de estrelas intermináveis brilhando para nós como o Prelúdio de Bach em um Clavicórdio, cada vez que uma estrela piscava era como o som de uma nota musical, caindo do céu sobre nós…

Abaixo: Uma densa silhueta de árvores como um tapete no vale…

Estávamos em pé em um penhasco gigante. Ficamos ali por dez minutos, sem conseguir pronunciar uma única palavra. A profundidade daquele poderoso campo de altas frequências nos havia absorvido. A única coisa que conseguimos fazer foi tomar pequenos goles de nosso chá Neem naquele alto silêncio e na luz brilhante do inesperado e miraculoso reflexo de Deus na Terra, com lágrimas nos nossos olhos. Voltando ao acampamento, estávamos em um estado alterado de existência...

[fim da história de voluntariado].

CUPOM GRÁTIS
& VÍDEOS

PARA ACOMPANHAR A LEITURA DESTE LIVRO, POR FAVOR, ASSISTA ALGUNS VÍDEOS GRATUITOS EM MEU SITE QUE TE GUIARÃO NA SUA JORNADA DE CURA E SAÚDE

POR FAVOR, ACEITE UM CUPOM DE DESCONTO NO MEU CURSO ONLINE
COMO AGRADECIMENTO POR ADQUIRIR MEU LIVRO

MEU CURSO ONLINE OFERECE INFORMAÇÕES ATUALIZADAS, INCLUINDO:

OS PROTOCOLOS EXATOS QUE USEI PARA A MAIORIA DOS MEUS PACIENTES COM PROBLEMAS EMOCIONAIS E DE SAÚDE

COMO PERDER PESO FACILMENTE, CURANDO EMOÇÕES, INFLAMAÇÃO E FADIGA ADRENAL

REMÉDIOS HOMEOPÁTICOS PARA LUTO, PERDA, TRAUMA E BURNOUT

COMO USAR OS 5 SENTIDOS DA VISÃO, OLFATO, AUDIÇÃO, PALADAR E TATO PARA CURAR EMOÇÕES

COMO RECUPERAR A ENERGIA PERDIDA NAS EMOÇÕES, CONFLITOS E TRAUMAS

ENTREVISTAS COM ESPECIALISTAS COM NOVAS DICAS DE SAÚDE

ESTE CURSO É APROVADO POR ORGANIZAÇÕES PROFISSIONAIS PARA NATUROPATAS, NUTRÓLOGOS E NUTRICIONISTAS.

VISITE HEALTH.DRAMEET.COM/FREEGIFT PARA COMEÇAR

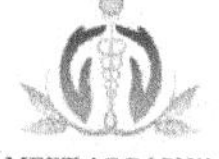

DR. AMEET AGGARWAL ND

Se você gostou deste livro, por favor, ajude meus projetos comunitários no Quênia deixando uma revisão na página da Amazon. Obrigado!

REFERÊNCIAS

Inflamação, Câncer e Desequilíbrio Hormonal

Rau, Thomas. "Biological Medicine – The Future of Natural Healing". Semmelweis-Institut (2011)

A Tireoide e o Fígado

Malik, R, and H. Hodgson. "The Relationship between the thyroid gland and the liver." *QJ Med.* 2002; 95:559-569.

Fígado, Colesterol e Doenças Cardíacas

Zhu, R., Ou, Z., Ruan, X., & Gong, J. (2012). Role of liver X receptors in cholesterol efflux and inflammatory signaling (review). *Molecular Medicine Reports.* https://doi.org/10.3892/mmr.2012.758

COMO O FÍGADO DESINTOXICA

Jancova, P., & Siller, M. (2012). Phase II Drug Metabolism. In *Topics on Drug Metabolism.* https://doi.org/10.5772/29996

Steventon, G. B., & Hutt, A. J. (2001). 14 The Amino Acid Conjugations. In *Enzyme Systems that Metabolise Drugs and Other Xenobiotics.* John Wiley & Sons, Ltd.

Miller, A. (2018). What is Methylation and Why Should You Care About it. In *Thorne.* Thorne.

Hodges, R. E., & Minich, D. M. (2015). Modulation of Metabolic Detoxification Pathways Using Foods and Food-Derived Components: A Scientific Review with Clinical Application. *Journal of Nutrition and Metabolism.* https://doi.org/10.1155/2015/760689

COMO CURAR O FÍGADO

Rahimlou, M., Yari, Z., Hekmatdoost, A., Alavian, S. M., & Keshavarz, S. A. (2016). Ginger supplementation in nonalcoholic fatty liver disease: A randomized, double-blind, placebo-controlled pilot study. *Hepatitis Monthly*, *16*(1). https://doi.org/10.5812/hepatmon.34897

Abdel-Gabbar, M., Ahmed, R. R., Kandeil, M. A., Mohamed, A. E. deen H., & Ali, S. M. (2019). Administration of ginger and/or thyme has ameliorative effects on liver and kidney functions of V-line rabbits: Histological and biochemical studies. *Journal of Animal Physiology and Animal Nutrition*, *103*(6), 1758–1767. https://doi.org/10.1111/jpn.13166

O papel da colina na manutenção da função hepática: novas evidências para mecanismos epigenéticos

Mehedint, M. G., & Zeisel, S. H. (2013). Choline's role in maintaining liver function: New evidence for epigenetic mechanisms. *Current Opinion in Clinical Nutrition and Metabolic Care*. https://doi.org/10.1097/MCO.0b013e3283600d46

Efeito da taurina na lesão hepática crônica e aguda: foco no sangue e na amônia cerebral

Heidari, R., Jamshidzadeh, A., Niknahad, H., Mardani, E., Ommati, M. M., Azarpira, N., … Najibi, A. (2015). Effect of taurine on chronic and acute liver injury: Focus on blood and brain ammonia. *Toxicology Reports*, *3*, 870–879. https://doi.org/10.1016/j.toxrep.2016.04.002

Aaseth, J., Smith-Kielland, A., & Thomassen, Y. (1986). Selenium, alcohol and liver diseases. *Annals of Clinical Research*, *18*(1), 43–47.

Abdull Razis, A. F., & Mohd Noor, N. (2013). Cruciferous vegetables: Dietary phytochemicals for cancer prevention. *Asian Pacific Journal of Cancer Prevention*. https://doi.org/10.7314/APJCP.2013.14.3.1565

Al-Malki, A. L., & Abo-Golayel, M. K. (2013). Hepatoprotective Efficacy of Chicory alone or combined with Dandelion leaves against induced liver damage. *Life Science Journal*, *10*(4), 140–157.

Berardis, S., & Sokal, E. (2014). Pediatric non-alcoholic fatty liver disease: An increasing public health issue. *European Journal of Pediatrics*. https://doi.org/10.1007/s00431-013-2157-6

Chang, H. F., Lin, Y. H., Chu, C. C., Wu, S. J., Tsai, Y. H., & Chao, J. C. J. (2007). Protective effects of Ginkgo biloba, Panax ginseng, and Schizandra chinensis extract on liver injury in rats. *American Journal of Chinese Medicine*, *35*(6), 995–1009. https://doi.org/10.1142/S0192415X07005466

Chen, Y.-J., Wallig, M. A., & Jeffery, E. H. (2016). Dietary Broccoli Lessens Development of Fatty Liver and Liver Cancer in Mice Given Diethylnitrosamine and Fed a Western or Control Diet. *The Journal of Nutrition*, *146*(3), 542–550. https://doi.org/10.3945/jn.115.228148

Chow, L. W. C., Loo, W. T. Y., & Sham, J. S. T. (2001). Effects of a herbal compound containing bupleurum on human lymphocytes. In *Hong Kong Medical Journal* (Vol. 7, pp. 408–413).

Czuczejko, J., Zachara, B. A., Staubach-Topczewska, E., Halota, W., & Kędziora, J. (2003). Selenium, glutathione and glutathione peroxidases in blood of patients with chronic liver diseases. *Acta Biochimica Polonica*, *50*(4), 1147–1154. https://doi.org/0350041147

Dann, A. T., Kenyon, A. P., Seed, P. T., Poston, L., Shennan, A. H., & Tribe, R. M. (2004). Glutathione S-transferase and liver function in intrahepatic cholestasis of pregnancy and pruritus gravidarum. *Hepatology*, *40*(6), 1406–1414. https://doi.org/10.1002/hep.20473

Davaatseren, M., Hur, H. J., Yang, H. J., Hwang, J. T., Park, J. H., Kim, H. J., … Sung, M. J. (2013). Taraxacum official (dandelion) leaf extract alleviates high-fat diet-induced nonalcoholic fatty liver. *Food and Chemical Toxicology*, *58*, 30–36. https://doi.org/10.1016/j.fct.2013.04.023

Devaraj, E. (2016). Hepatoprotective properties of Dandelion: Recent update. *Journal of Applied Pharmaceutical Science*, *6*(4), 202–205. https://doi.org/10.7324/JAPS.2016.60429

Downs, I., Liu, J., Aw, T. Y., Adegboyega, P. A., & Ajuebor, M. N. (2012). The ROS scavenger, NAC, regulates hepatic Vα14iNKT cells signaling during Fas mAB-dependent fulminant liver failure. *PLoS ONE, 7*(6). https://doi.org/10.1371/journal.pone.0038051

Flora, K., Hahn, M., Rosen, H., & Benner, K. (1998). Milk thistle (Silybum marianum) for the therapy of liver disease. *American Journal of Gastroenterology.* https://doi.org/10.1111/j.1572-0241.1998.00139.x

Galan, N. (2018). What are the benefits of glutathione? Medical News Today.

Guan, Y. S., & He, Q. (2015). Plants Consumption and Liver Health. *Evidence-Based Complementary and Alternative Medicine.* https://doi.org/10.1155/2015/824185

Hackett, E. S., Twedt, D. C., & Gustafson, D. L. (2013). Milk Thistle and Its Derivative Compounds: A Review of Opportunities for Treatment of Liver Disease. *Journal of Veterinary Internal Medicine.* https://doi.org/10.1111/jvim.12002

Hikino, H., Kiso, Y., Taguchi, H., & Ikeye, Y. (1984). Antihepatotoxic actions of lignoids from Schizandra chinensis fruits. *Planta Medica, 50*(3), 213–218. https://doi.org/10.1055/s-2007-969681

Jdir, H., Kolsi, R. B. A., Zouari, S., Hamden, K., Zouari, N., & Fakhfakh, N. (2017). The cruciferous Diplotaxis simplex: Phytochemistry analysis and its protective effect on liver and kidney toxicities, and lipid profile disorders in alloxan-induced diabetic rats. *Lipids in Health and Disease, 16*(1). https://doi.org/10.1186/s12944-017-0492-8

Jones, A. L., Jarvie, D. R., Simpson, D., Hayes, P. C., & Prescott, L. F. (1997). Pharmacokinetics of N-acetylcysteine are altered in patients with chronic liver disease. *Alimentary Pharmacology and Therapeutics, 11*(4), 787–791. https://doi.org/10.1046/j.1365-2036.1997.00209.x

Jong, E. Y., Kyung, M. C., Sei, H. B., Kyoung, O. K., Hyoung, J. L., Ki, H. P., ... Chang, H. L. (2004). Reduced expression of peroxisome proliferator-activated receptor-α may have an important role in the development of non-alcoholic fatty liver disease. *Journal of Gastroenterology and Hepatology (Australia)*, *19*(7), 799–804. https://doi.org/10.1111/j.1440-1746.2004.03349.x

Kikuchi, M., Ushida, Y., Shiozawa, H., Umeda, R., Tsuruya, K., Aoki, Y., … Nishizaki, Y. (2015). Sulforaphane-rich broccoli sprout extract improves hepatic abnormalities in male subjects. *World Journal of Gastroenterology*, *21*(43), 12457–12467. https://doi.org/10.3748/wjg.v21.i43.12457

Moghadam, A. R., Tutunchi, S., Namvaran-Abbas-Abad, A., Yazdi, M., Bonyadi, F., Mohajeri, D., … Ghavami, S. (2015). Pre-administration of turmeric prevents methotrexate-induced liver toxicity and oxidative stress. *BMC Complementary and Alternative Medicine*, *15*(1). https://doi.org/10.1186/s12906-015-0773-6

Naik, G. H., Priyadarsini, K. I., Bhagirathi, R. G., Mishra, B., Mishra, K. P., Banavalikar, M. M., & Mohan, H. (2005). In vitro antioxidant studies and free radical reactions of triphala, an ayurvedic formulation, and its constituents. *Phytotherapy Research*, *19*(7), 582–586. https://doi.org/10.1002/ptr.1515

Nishiyama, N., Chu, P. J., & Saito, H. (1996). An herbal prescription, S-113m, consisting of biota, ginseng, and schizandra, improves learning performance in senescence accelerated mouse. *Biological and Pharmaceutical Bulletin*, *19*(3), 388–393. https://doi.org/10.1248/bpb.19.388

Noga, A. A., Zhao, Y., & Vance, D. E. (2002). An unexpected requirement for phosphatidylethanolamine N-methyltransferase in the secretion of very low density lipoproteins. *Journal of Biological Chemistry*, *277*(44), 42358–42365. https://doi.org/10.1074/jbc.M204542200

Pusl, T., & Nathanson, M. H. (2004). The role of inositol 1,4,5-trisphosphate receptors in the regulation of bile secretion in health and disease. *Biochemical and Biophysical Research Communications*, *322*(4), 1318–1325. https://doi.org/10.1016/j.bbrc.2004.08.036

Rašković, A., Milanović, I., Pavlović, N., Ćebović, T., Vukmirović, S., & Mikov, M. (2014). Antioxidant activity of rosemary (Rosmarinus officinalis

L.) essential oil and its hepatoprotective potential. *BMC Complementary and Alternative Medicine, 14*. https://doi.org/10.1186/1472-6882-14-225

Raymond, F. D., Fortunato, G., Moss, D. W., Castaldo, G., Salvatore, F., & Impallomeni, M. (1994). Inositol-specific phospholipase D activity in health and disease. *Clinical Science, 86*(4), 447–451. https://doi.org/10.1042/cs0860447

Rezaei-Moghadam, A., Mohajeri, D., Rafiei, B., Dizaji, R., Azhdari, A., Yeganehzad, M., … Mazani, M. (2012). Effect of turmeric and carrot seed extracts on serum liver biomarkers and hepatic lipid peroxidation, antioxidant enzymes and total antioxidant status in rats. *BioImpacts, 2*(3), 151–157. https://doi.org/10.5681/bi.2012.020

Ross, S. M. (2008). Milk thistle (silybum marianum): An ancient botanical medicine for modern Times. *Holistic Nursing Practice, 22*(5), 299–300. https://doi.org/10.1097/01.HNP.0000334924.77174.6d

Sakr, S. A., Bayomy, M. F., & El-Morsy, A. M. (2015). Rosemary extract ameliorates cadmium-induced histological changes and oxidative damage in the liver of albino rat. *The Journal of Basic & Applied Zoology, 71*, 1–9. https://doi.org/10.1016/j.jobaz.2015.01.002

Salomone, F., Godos, J., & Zelber-Sagi, S. (2016). Natural antioxidants for non-alcoholic fatty liver disease: Molecular targets and clinical perspectives. *Liver International.* https://doi.org/10.1111/liv.12975

Sharma, A., & Sharma, K. K. (2011). Chemoprotective role of triphala against 1,2-dimethylhydrazine dihydrochloride induced carcinogenic damage to mouse liver. *Indian Journal of Clinical Biochemistry, 26*(3), 290–295. https://doi.org/10.1007/s12291-011-0138-y

Singh, D. P., & Mani, D. (2015). Protective effect of Triphala Rasayana against paracetamol-induced hepato-renal toxicity in mice. *Journal of Ayurveda and Integrative Medicine, 6*(3), 181–186. https://doi.org/10.4103/0975-9476.146553

Soni, K. B., Rajan, A., & Kuttan, R. (1992). Reversal of aflatoxin induced liver damage by turmeric and curcumin. *Cancer Letters, 66*(2), 115–121. https://doi.org/10.1016/0304-3835(92)90223-I

Tarantino, G., Di Minno, M. N. D., & Capone, D. (2009). Drug-induced liver injury: Is it somehow foreseeable? *World Journal of Gastroenterology.* https://doi.org/10.3748/wjg.15.2817

Vitaglione, P., Morisco, F., Caporaso, N., & Fogliano, V. (2004). Dietary antioxidant compounds and liver health. *Critical Reviews in Food Science and Nutrition, 44*(7-8), 575–586. https://doi.org/10.1080/10408690490911701

Wang, B. J., Liu, C. T., Tseng, C. Y., Wu, C. P., & Yu, Z. R. (2004). Hepatoprotective and antioxidant effects of Bupleurum kaoi Liu (Chao et Chuang) extract and its fractions fractionated using supercritical CO 2 on CCl4-induced liver damage. *Food and Chemical Toxicology, 42*(4), 609–617. https://doi.org/10.1016/j.fct.2003.11.011

Xu, J., Gao, H., Song, L., Yang, W., Chen, C., Deng, Q., … Huang, F. (2013). Flaxseed oil and alpha-lipoic acid combination ameliorates hepatic oxidative stress and lipid accumulation in comparison to lard. *Lipids in Health and Disease, 12*(1). https://doi.org/10.1186/1476-511X-12-58

Younossi, Z. M., Otgonsuren, M., Henry, L., Venkatesan, C., Mishra, A., Erario, M., & Hunt, S. (2015). Association of nonalcoholic fatty liver disease (NAFLD) with hepatocellular carcinoma (HCC) in the United States from 2004 to 2009. *Hepatology, 62*(6), 1723–1730. https://doi.org/10.1002/hep.28123

Zhu, N., Soendergaard, M., Jeffery, E. H., & Lai, R. H. (2010). The impact of loss of myrosinase on the bioactivity of broccoli products in F344 rats. *Journal of Agricultural and Food Chemistry, 58*(3), 1558–1563. https://doi.org/10.1021/jf9034817

www.ingramcontent.com/pod-product-compliance
Lightning Source LLC
Chambersburg PA
CBHW050659250726
48662CB00002B/758